みんなで学ぼう

その人を中心にした認知症ケア

共著

社会福祉法人 浴風会
認知症介護研究・研修東京センター 名誉センター長
長谷川和夫

社会福祉法人 浴風会
認知症介護研究・研修東京センター 主任研修主幹
中村 考一

ぱーそん書房

●はじめに●

　認知症ケアでは、認知症の人のその人らしさを大切にしたケアの「パーソンセンタード ケア」が重要であるという認識が一般的に普及しています。これは、Tom Kidwoodによって提唱された認知症ケアの考え方で、日本には、本書の著者であり、長谷川式認知症評価スケールを開発された長谷川和夫先生によって紹介されました。

　認知症の人のその人らしさを大切にするといってもなかなか難しいものです。人は一人ひとりからだも感じ方も違いますので、同じ出来事を経験しても、ある人は喜び、ある人は怒るかも知れません。「真面目ですね」と言われて喜ぶ人もいれば、それが皮肉に聞こえてしまう場合もあります。その人にはなれない、その人と同じように感じることはできない。でも、それでもその人らしさを大切にしながら、認知症の人にとって役に立つケアをしようとするときにはどうすればいいのか。難しい問題です。

　また、認知症の人はそれまでの人生の中で多くの物事を経験し、多様な考え方・感じ方・価値観をもっています。加えて、認知症によって生じる障害も人それぞれであり、さらに認知症は進行します。そのため、ある認知症の人に行ったケアが、別の認知症の人に有効であるとは限りません。例えば、近所のスーパーに買い物に行った際に同じものをいくつも買って帰って来る人が、「買わないものリスト」を持って行くと、それを買わずに帰って来られるようになる場合がありますが、この人には有効でも、別の認知症の人は「買わないものリスト」を見るのを忘れるかも知れません。また、認知症は進行しますので、同じ人でも、1週間後に同じように「買わないものリスト」を活用できるとは限りません。そのため、認知症の人をよく観察し、その人に合わせた個別ケアをすることが重要なのです。しかし、「認知症ケアは個別ケアだから認知症ケアについて一般論を勉強するのは意味がない」ということではありません。そのような臨機応変な個別ケアをできるようになるために

は、いろいろな症状をきちんと理解したうえで、認知症の人の状態を見極められないといけませんし、標準的なケアの考え方を知っておくことで、個別ケアが考えやすくなります。先の例でいくと、「買わないものリストを見そびれてしまったのはなぜだろう」と考えれば、「レジのスタッフに買わないものリストを見るように声をかけてもらおう」といった発想が生まれるかも知れません。このように、基準となるケアの「引き出し」が1つあると、それをもとに応用が利くようになり「引き出し」を増やしていくことができます。新しい知識を得ながら、知識を応用する経験を何度も繰り返す中で徐々に専門職としての専門性が高まっていくのです。

　本書は、現場で起こりがちな認知症の人にとっての問題とそのケアについて、一般的な考え方を事例とともにまとめました。前述のとおり一般論ですので、認知症ケアに携わり始めた方は、まず、自分自身の介護技術を高めるための基準として本書を参考にしつつ、実践を始めてみてください。そして、紹介した視点や考え方だけでは十分解決できたと言いにくいと感じた場合には、自分自身の成長を喜びつつ実践を振り返り、本書にどのような知識・技術が追加できるかを考えてスキルアップの材料にして頂ければ著者として何より嬉しいことです。
　　　平成28年4月吉日

中村考一

●本書の読み方●

　本書は、認知症の人をケアする介護者（介護職員や家族介護者）の視点でＱ＆Ａを準備し、認知症の人の状態に合わせたケアの基本的な考え方について整理しました。「はじめに」に書いたように、人は一人ひとりからだが違いますし、経験も違えば認知症の影響の出方もさまざまです。そのため、一見同じような問題に見えても、問題の発生している原因が同じとは限りません。原因が違えば、自ずと問題を解決するためのケアの方法も変わってきます。ですから、認知症の人が困っている場面で、認知症の人をケアしようと考えたとき、なぜ認知症の人がそのような状態になったのか、その原因を考えることが重要になります。

　以上から、各事例においては、認知症の人を支援するヒントを得るために、「原因を考えてみましょう」という欄を設けました。「原因を考えてみましょう」では、問題に挙がっている状態について、一般的に考えられる原因を記述しています。そして、原因を推測した後には原因に合わせたケアを考えます。「ケアのコツ」では、その時にどのようなことに注意しながらケアをするとよいかを整理しました。認知症の人の住んでいる場所など条件によってできることはさまざまですが、その時その場でケアをする際の参考にしてください。

　さらに、「寄り添う視点」では、個別の事例にとらわれず、認知症ケアにおいて重要となる視点について記述しています。認知症ケアについてこれから学習を進める方は、事例を参考にしながらこの部分をまとめて読んで頂けると、基本的な知識と考え方が理解できると思います。もちろん、現場で今困っていることについてすぐに参考にするために、Ｑ＆Ａの質問を参照してピンポイントで参考にして頂いてもかまいません。

　事典のように参考にできるように、食事・入浴・排泄などの生活行為ごとに参照して頂いてもいいですし（目次参照）、認知症の中核症状に合わせて参照してもいいと思います（表１参照）。あるいは、認知症の人へのケアの視点を

表2のように整理しましたので、それに合わせて見て頂いてもいいと思います。いろいろな角度から活用して頂けることを願っております。

表1 ● 認知症の中核症状インデックス

短期記憶障害について学びたい	2、7、12、16、17、18、19、20、24、25
注意機能障害について学びたい	1、7
時間の見当識障害について学びたい	22、28
場所の見当識障害について学びたい	8、11、15、16、22、24、30
人物の見当識障害について学びたい	6、11、12、24
失語について学びたい	12、13、23
失行について学びたい	16、27
失認について学びたい	5、11
実行機能障害について学びたい	26、27

表2 ● ケアの視点インデックス

認知症の人の立場や気持ち、価値観を考えるための事例	4、6、9、10、12、16、17、18、19、20、21、25、33、36
認知症の人とのコミュニケーション方法を学ぶための事例	2、6、7、11、12、14、16、17、20、21、23
本人本位へと視点を転換するための事例	8、13、15
リスク対応について考える事例	9、18、26、29、30、38、39
能力の発揮できる工夫を考える事例	9、27、28、34
環境を整える視点を学ぶ事例	3、5、8、26、28
家族のサポートについて考える事例	36、37、38、39
近隣の住民や制度との連携を考える事例	28、29、35
スタッフの連携について考える事例	40、41、42、43

●●● もくじ

認知症のケア―その人を中心にしたケア ―――――――――― (長谷川和夫) 1

食事・排泄・入浴のケア (中村考一)

1. 食事を始めてもすぐに止まってしまいます ―――――――――――― 5
   - 認知症の中核症状とは (6)
2. 三食しっかり食べているのに「食べていない」と言うのでどう対応していいか困っています ――――――――――――――――――――――― 7
3. 食事を準備して出かけたのに食べてくれませんでした ――――――― 9
   - BPSD とは (10)
   - BPSD 発生のメカニズムとは (11)
4. 「食べたくない」と言って食事をしなくなりました。どうしたらいいでしょうか ――――――――――――――――――――――――――― 13
5. 食べられないものを口に入れるので困っています ―――――――― 15
   - 失認とは (16)
6. お風呂に誘っても断られてしまいます。どうしたら入ってもらえますか ― 18
   - 記憶の分類とは (19)

   エッセイ　認知症ケアの心に向けて…21

7. お風呂に入るときに、いつも不安そうで怖そうにしています。どうしてですか ――――――――――――――――――――――――――― 22
   - 注意機能障害とは (23)
8. トイレ以外の場所で排泄することがあります。どうすればいいでしょうか ――――――――――――――――――――――――――――― 24
   - 見当識障害とは (25)

i

歩行・移動のケア （中村考一）

9. 歩行機能が低下しているのに立ち上がろうとして危険です ─── 27
10. いつも歩き続けています。本人の自由にしてもらっているという意味ではいいですか ─── 29
11. 自宅にいるのに「家に帰りたい」と言います。どうすればいいでしょうか ─── 31
12. 「家に帰りたい」といつも言われ、それに対応できずに困っています ─── 33

介護拒否・繰り返しのある人へのケア （中村考一）

13. 1日中、机を叩いています。止めるように言っても止めません ─── 35
14. トイレ以外に部屋から出なくて心配です ─── 37
15. 1日中、大きな声で叫んでいます。周りの利用者もうんざりしています ─── 39
16. 頻繁にトイレ介助を求めるのですが、排泄がない場合もあって大変です ─── 41
17. 「薬をください」と何度も繰り返します ─── 43
18. 他人の服を自分の服だと言って困っています ─── 45
19. 家族に何度も電話したがります。家族も困っています ─── 47
20. スタッフは嘘をついてもいいのでしょうか ─── 49
21. 薬を勧めても飲んでくれません ─── 52
22. 夜起きて、家中の照明を点けて回っています。どうしてでしょうか ─── 55
23. 介護を拒否し、叩いたりつねったりされます ─── 57
24. デイサービスへの送迎がスムーズにいきません。いい方法はないでしょうか ─── 59
25. 「あなたが財布盗ったんでしょ」といつも責められて気が滅入ります ─── 61

IADLのケア （中村考一）

26. 鍋を焦がすことが増えてきました。在宅生活が続けられるか心配です ─── 64
    - 実行機能障害とは （66）
27. 洗濯物を干すのが難しくなってきました ─── 68
    - 失行とは （69）
28. ゴミ出しがうまくできません ─── 71
29. 高額の商品を購入しているようです ─── 73

30. 知らない間に外に出て行って、警察に保護されてしまいました ―― 75

疾患を理解したうえでのケア (中村考一)
31. レビー小体型認知症と診断されました。どのような点に注意が必要でしょうか ―― 77
32. 前頭側頭型認知症の人が生活に馴染めず困っています ―― 79
33. コンビニから勝手に物を持ってきてしまいます ―― 81

認知症の人同士の関係支援 (中村考一)
34. 認知症の人同士の関係がこじれているようです。うまく対応する方法はないでしょうか ―― 83

家族支援 (中村考一)
35. あることないこと噂をして困ります ―― 85
36. 夫が妻に暴力を振るっています ―― 87
37. 家族の面会が少ないように思います。もっと来てもらえるように声をかけたいのですが ―― 90
38. 家族から拘束してほしいと求められます ―― 92
39. 入浴介助の際、数ヵ所にあざを見つけました。虐待かも知れません。どうすればいいでしょうか ―― 94

連　　携 (中村考一)
40. スタッフに認知症の人本位のケアをするように伝えますが、なかなか伝わりません ―― 96
41. スタッフが教えたことしかできません ―― 99
42. 医師に相談に行ったところ、「診断に口出しするな」と厳しく指導されました。どうしてですか ―― 101

　　エッセイ　"僕にはメロディーがない"…102

43. スタッフ同士で目指しているものにズレがあるようです。カンファレンスもスムーズに進みません ―― 103

認知症のケア
―その人を中心にしたケア―

　私たちが認知症の人を介護するとき、大切なことは、利用者である方の考え、想い、行動、声などを自分の力のすべてをあげて聴くこと、見ること、受け止めることから始まります。そのためには、明るい気持ち、謙虚な姿勢で微笑みを浮かべながら静かに認知症の人に接することです。

　ここに1枚の絵があります(図1)。若いときから民生委員など地域で社会活動をしてきた老人の後姿。街灯で照らされて"今、ここ"しかはっきり認識できない。自分の背後を振り返ってみると暗闇で、どうして自分がここに来ているのか理解できません。前を見ると何か顔のようなものが見えている。「あれは、何だ？」とけげんに思います。無機質な白いガードレールがどこまでも続いていて、この状態がずーっと続くことを示しています。この孤

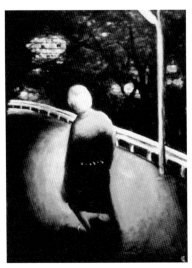

図1●認知症の人の想い
―あれはなんだろう―
(佐藤早苗：アルツハイマーに克つ；家族が患者にできること．新潮社，東京，2000による)

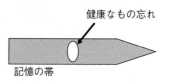
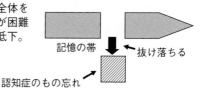

図2●通常のもの忘れと認知症の違い

独感は鬼気迫るものがあります。

　認知症の記憶障害と通常の健忘とは著しく異なります(**図2**)。健忘は体験の一部を忘れます。例えば、人の名前や事物の名称などを思い出せない。しかし、ある一定の時を過ごすうちに思い出すことができます。記憶の帯は連続していますから日常生活には支障はありません。周囲の人たちに著しい迷惑をかけたり、困らせることもありません。

　ところが認知症のもの忘れは体験したことの全体をすっかり忘れます。エピソード記憶の障害です。例えば、週明けに人と会う約束をしても、その出来事全体を忘れてしまうのです。明日の記憶を失って、"今、ここ"しか認識できない状態になります。私たちは、認知症の人が体験している不便、苦しみ、悩み、悲しみなどを果たして理解しているでしょうか。

　英国の心理学者、ブラッドフォード大学教授トム・キットウッド(Tom Kitwood)が1997年に認知症ケアの理念としてパーソンセンタード ケアを提唱しました。認知症になると何もかも理解できなくなる、話されたこともすぐに忘れてしまうから"私が代行してあげましょう"ということが起こりやすくなって、本人を人として正面に据えることがなおざりになる傾向が起こり、疾病や症状を対象にしたケアが主流になりがちになります。言うまでもなく、"パーソンセンタード"というのは、自分と同じ人格をもった人として

尊重することです。彼の名著、*Dementia reconsidered* は、邦訳すると「認知症の再検討」ですが、副題として *person comes first* とあり"人が最初に来る"と直訳されます。これは前述したように人格として対応するという意味でしょう。個人のもつユニークな独自性、神の肖像として創られたという人の尊厳性を内包しています。利用者本人を中心にして対応すること。これは個人の内的体験を理解することであり、そして生まれてからの独自の自分史、ストーリーをもっていることが人間存在の尊厳を創っているのです。これがパーソン フッド、その人らしさという概念です。一般的には、"その人らしさ"は、外見上の差異や性格あるいは生活史の表面的な違いなどといった把握しやすいものを指していますが、実はその人がもっている個を特徴づけている精神の独自性が根源にあります。個人が生きていく過程で受け取っていく、あるいは表現していく精神の独自性こそが、パーソン フッドと考えられます。

　認知症の人もまったく同じように独自の自分をもち、ユニークな個性、自分らしさをもって生きていこうとしています。その人らしさを中心におくケアこそが人の尊厳を支えるケアなのです。

　キットウッド教授は従来の医学的対応に基づくケアをオールドカルチャーとし、パーソンセンタード ケアをニューカルチャーとして新しい認知症ケアと位置づけました。因みにオールドカルチャーとは、例えばアルツハイマー型認知症は脳の進行性病変によるものであり、ケアは衛生状態や食事の摂取、排泄、入浴などを介助することとしますが、ニューカルチャーでは、暮らしの障害と捉えて、その人らしさを支える全人的ケアであるとし、衛生、食事、排泄などはその一部に過ぎないとしています。

　私たちケア職に、認知症の人は何を求めているのでしょうか。

　キットウッドは次の5点を挙げています(図3)。

1．なぐさめ(安定性)…混乱している心に対して、1つの心にとどまることができるようにぬくもりと力を用意します。
2．愛着(きずな)…不安な気持ちに対して、乳児が母親を求めるような愛情の求めに応えます。

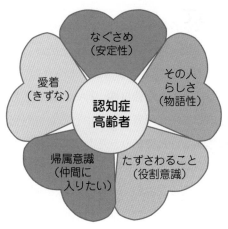

図 3 ● 認知症の人が望んでいるケア
(トム・キットウッド：認知症のパーソンセンタードケア；新しいケアの文化へ. p142, 筒井書房, 東京, 2005 より一部改変)

3．帰属意識(仲間に入りたい)…孤立ではなく人と交わっていることで得られる安心感をもって頂くように努めます。注意をひく行動やまとわりつくなどといったサインを見逃さないようにします。

4．たずさわること(役割意識)…自分が仲間にとって役に立つ存在であることで安心し、満足することができます。そのためにその人の能力や気力を引き出すことです。

5．その人らしさ(物語性)…自分が誰であるかを知り、過去から一貫した自分を保つことができるようにします。その人の過去の物語(ストーリー)を聴くことです。

　認知症ケアのポイントは、認知症の人と新しいきずなを結ぶこと。本人のプライドを支え、十分に配慮された言葉づかいや行動をとり、同情ではなく共感することです。そのためにはケアをする人は自分なりの感性を磨くことが大切になります。

　認知症ケアとは、自分の人生の時間の一部を、それを必要としている人のために自分を磨きながら使うという素晴らしい仕事だと思うのです。

食事を始めてもすぐに止まってしまいます

食事・排泄・入浴のケア

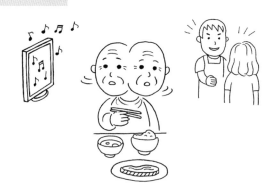

●●● 原因を考えてみましょう

　食事は、生きていくために欠くことのできないものであり、毎日のことです。うまく食事できないとき、介護者としても不安になったり、あるいはストレスを感じることでしょう。認知症の人は、何かに注意を向けて集中し続けることが難しくなる場合があります。ほかの人の話し声や、食器の音、テレビの音や人の動きなどをきっかけとしてそちらに注意が向く。そうすると近時記憶の障害で何をしていたのか忘れてしまい、それまでしていた動作が継続できなくなります。配膳してある食事を見て再開できる場合もありますが、食事自体を食事とわからなくなると、再開が難しくなります。また、集中できなくなるきっかけとしては口内炎や歯痛など、身体的な要因もあります。

●●● ケアのコツ

　食事が止まるきっかけが何かを観察してみましょう。そしてできる限りその原因をなくすことです。ただ、やみくもになくしてしまうと生活感がなくなりますので、本人が気になっている音などを見極めることが大切です。
　また、注意が逸れてしまった場合には介護者が声をかけて促すだけで再開

できる場合もありますが、言語の理解が難しかったり声かけによってからだが動かなくなる場合もあります。そうしたときは例えば食器の音を出してそちらに注意を向けてもらうとよいでしょう。但し、施設などではやり過ぎると周囲の人が不快を感じることもあるので配慮が必要です。

寄り添う視点　中核症状を知りましょう

認知症の人は、起こったことをすぐ忘れたり、時間や場所がわからない、相手が誰かわからないなどさまざまな面でできないことが少しずつ増えてきます。何ができて、何ができないのかを見極めてサポートします。そのとき、認知症の中核症状を覚えておくとヒントになります。

認知症の中核症状 とは

認知症とは、いったん正常に発達した知能が、脳の器質的な障害により持続的に低下し、日常生活に支障をきたすようになった状態を指します。認知症はさまざまな疾患によって引き起こされる症状の総称です。認知症になるとさまざまな認知機能の障害が生じます。これを「中核症状」といいます。

■中核症状の種類と生活障害の例

中核症状	障害の内容	生活障害の例
記憶障害	物事を覚えること、覚えておくこと、思い出すことの障害	同じことを繰り返し話す
注意機能障害	物事に注意を集中し続けたり、注意を分散したりする能力の障害	別の人を呼んだのに席を立つなど
見当識障害	記憶障害、理解力と判断力の低下のために、時間、場所、人物の見当がつけられなくなる障害	息子を夫と思ってしまう
失語・言語障害	言葉を理解したり、言葉を発したりすることの障害	話しかけても返事ができない
失行	運動機能が損なわれていないにもかかわらず、意図した動作を行うことができなくなる障害	ボタンをとめられなくなる。蛇口が使えなくなる。電気が消せなくなる
失認	感覚機能が損なわれていないにもかかわらず、対象物などを理解したり、把握することができなくなる障害	鏡に映った自分に話しかけるなど
実行機能障害	計画を立てる、組織化する、順序立てる、抽象化するといった物事を具体的に進めていく能力の障害	ずっと履き掃除を続けるなど

2 三食しっかり食べているのに「食べていない」と言うのでどう対応していいか困っています

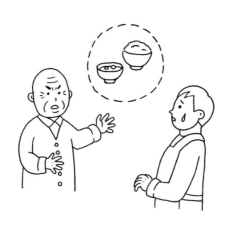

●●● 原因を考えてみましょう

　食べたことを忘れるのは、起こった出来事をすぐに忘れてしまう短期記憶障害の影響を受けています。このようなときには、さらに食事をしてもらうわけにもいかず、本人からは責められ、ストレスを感じる介護者・介護職員も多いことと思います。記憶障害はゼロにはなりません。しかし、だからどうしようもない、ということではありません。忘れてしまうことが問題になるのは、本人の記憶をサポートする環境が整っていなかったり、自分は食事ができるのかという不安や、健康面での不安、自分は大切にされているのだろうかといった不安などが影響している場合があります。

●●● ケアのコツ

　介護者は対応に困りますが、介護者が正面から「食べた」と主張すると、認知症の人は「どうして手を変え品を変え、食べさせないようにするのか」と

いった不信感につながります。認知症の人はどうしても忘れてしまいますが、できるだけ忘れないように工夫することはできます。例えば、食事しながらゆっくり会話することは食事を味わい楽しんだという実感を生む場合があります。また、準備や片づけに参加してもらうことが忘れないための一助になります。さらに、「おなかがすきましたか？」とおなかの減り具合を尋ねてみるといいかも知れません。満腹感があれば、確かにそんなに減っていないと納得される場合もあります。例えば施設では、食べ終わった後に席に戻って、ほかの人が食事をしているところを見ることによって「あれ、私食べたっけ？」という気持ちが湧いてくることがあり、誤解を生むきっかけになります。食後は次の行動にスムーズにつながるように配慮することが大切です。

寄り添う視点　生活障害をフォローするために

　認知症の生活障害は、中核症状によって直接的に発生するので「薬を飲んだことを忘れるのは仕方ない」など、「どうしようもないこと」として、ケアが諦められがちです。確かに、生活障害の発生は防ぎようがありません。しかし、まったくケアをしないのは間違いであり、生活障害をいかにフォローするかは重要なケアの視点です。例えば薬を飲んだことを忘れるのは仕方がないかも知れませんが、薬を飲んだ後に飲んだ空袋をお薬カレンダーに入れておくようにすると、薬を飲んだか忘れてしまっても、カレンダーを見ることによって飲んだかどうかがわかります（44頁参照）。これは、今日が何日かわかる人向けのケアであり、また、慣れるまでに繰り返しが必要です。万人には活かせませんが、このように生活障害のフォローを工夫する視点は重要です。

3 食事を準備して出かけたのに食べてくれませんでした

●●● 原因を考えてみましょう

　認知症の人が日中独居というケースは多々あります。昼食を食べていなければ家族はとても心配です。その原因としては、例えば、①食べ物の場所がわからない、②食べ物かどうかわからない、③いつ食べていいのかわからない、④食欲が湧かない、などの原因が想定できます。

●●● ケアのコツ

　食べ物の場所がわからない場合は、食べ物を目につくところに置いておくのが一番です。あるいは本人がよく開ける棚や、よく行く場所に置いておくのもいいかも知れません。字が読めるようであれば、メモを残しておいてもいいでしょう。また、それが食べ物なのかどうかわからない場合は、できるだけ器の色と料理の色を違えて見やすくしたり、ラップや蓋など外しにくいものは使わない工夫をすることも必要でしょう。配食サービスなどではテーブルに蓋を開けて置いてもらえる場合もあります。

　さらに認知症の人は時間の感覚がなくなり、いつ食べていいのかわからなくて食べていない場合があります。そのようなときには、食事の時間帯に電話して声をかけるだけでも違います。

　食欲が湧かないときは、そもそも日中独居の状態に不安を覚えていたり、心配事があるかも知れませんので、それを解消できるようによくコミュニケーションをとることが大切です。

寄り添う視点　BPSDをすべてなくそうとしない

　認知症の人にとっての生活上の困りごとは「認知症の行動・心理症状（BPSD）」として現れます。BPSDの軽減のためには、原因を見極めて、解決するように努めます。原因は1つとは限りませんので、一つひとつ少しずつ解消・軽減していきましょう。但し、BPSDは脳の障害による中核症状が要因となって発生しており、中核症状をなくすことはできません。ですから、中核症状によるBPSDをゼロにするのは容易ではありません。後述する器質性BPSD（11頁）などは特にそうですが、BPSDが完全になくならないことを嘆いたり、すべてのBPSDをなくそうと躍起になる必要はありません。無理に抑え込もうとすれば虐待や不適切なケアにつながります。

BPSDとは

　BPSDとはbehavioral psychological symptoms of dementiaの略であり、「認知症の行動・心理症状」と訳されています。認知症になると中核症状の影響を受けて、物事の認知がズレてきます。例えば、短期記憶障害でちょっと前のことを忘れるようになると、食事したはずなのに「食事はまだか」といった発言が出てきます。このように中核症状の影響を受けて、状況を正しく理解できなくなることによって生じる状態がBPSDです。以前は「問題行動」と呼ばれていましたが、認知症の人は問題を起こそうとして行動しているわけではなく、認知症の人なりに置かれている状況になんとか対応しようとしているにもかかわらず、結果的に行動がズレてしまうことから「問題行動」というのは不適切であると考えられ、現在はBPSDという用語が広く普及しています。BPSDは例えば以下のように分類されています。

■行動症状と心理症状

行動症状	身体的攻撃性、徘徊、不穏、焦燥、不適切な行動、無目的行動、喚声、悲哀、言語的攻撃性、無気力、繰り返し同じことを言う、依存・不安、拒否・抵抗
心理症状	妄想、幻覚、抑うつ、睡眠・覚醒障害、不安、誤認

（国際老年精神医学会：BPSD痴呆の行動と心理症状．アルタ出版，東京，2005を参考に作成）

　BPSDは、一般的に認知症の軽度の時期から徐々に増え始め、中等度になったときに最も多くなります。認知症が高度になるとむしろ

徐々に落ち着いてきますので、軽度から中等度のときの支援が重要になります。なお、BPSDを環境性BPSDと器質性BPSDに分けて考えることもあります。環境性BPSDとは、物理的環境や周囲のかかわり方など認知症の人本人以外の周囲の環境の影響が大きいBPSDであり、妄想や暴言・暴力などが当てはまります。一方、異食などは、器質性BPSDといわれます。例えば「ティッシュペーパーが食べ物でないということもわからず食べてしまう」のは周りのかかわりが悪いのではなく、周囲に置いてあるものが食べ物に見えるため生じます。このように認知機能の低下が主な要因となって起こっているBPSDをいいます。BPSDに環境や認知機能の低下がそれぞれどの程度影響を与えているか観察しながら捉えていくことがケアのヒントになります。

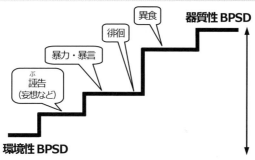

■器質性BPSDと環境性BPSD

（朝田　隆：家族へのアドバイスのコツ．本間　昭，木之下　徹（監），認知症BPSD；新しい理解と対応の考え方，p81，日本医事新報社，東京，2010による）

BPSD発生のメカニズム とは

10頁のようにBPSDとしてさまざまな症状が分類されていますが、これは認知症の人に必ず生じる「症状」ではなく、認知症の人が適切な環境に置かれていなかったり、適切なケアを受けられなかったりすることによって起こる「状態」と理解できます。例えば認知症の中核症状に少し前のことを忘れる「短期記憶障害」がありますが、これは「薬を飲んだことを忘れる」といった生活障害として現れてきます。短期記憶障害は脳の病変によって直接起こる症状ですので、その結果としての生活障害が起こらないようにすることは困難です。しかし、薬を飲んだことを忘れないようにお薬カレンダーを使ったり、そのような訴えがあったときにしっかりと話を聞いたりといったケアができていれば、本人にとって大きな問題にはなりにくいでしょう。一方、そのような生活障害を放っ

ておかれると本人は何度も同じことを繰り返して、徐々に不安や怒りが増してきます。それが結果として「なんで薬をくれないのよ！ ケチ！」などといった発言につながるのです。例えばこれが「暴言」といわれますが、このような一連の状態を「暴言」といってしまうのは介護者目線の理解です。なぜならば、本人からしてみれば一生懸命訴えているのに、周りの人がまったく話を聞いてくれない状態だからです。また、BPSDはからだの状態や疾患、薬のほか、その人の経験・生活歴、物理的環境、人的環境、社会的環境の影響を受けて発生します。例えば薬を飲んだことを忘れて、「薬をください」とスタッフに申し出たときに、人的環境であるスタッフから「さっき飲んだでしょ！」などとぞんざいに言われると本人は不快でしょう。さらに、便秘などのからだの不具合、周りの音がうるさいなどの環境の影響が加われば、本人の不快が増して、BPSDにつながりやすくなります。逆に考えると、生活障害があっても、からだや疾患、薬、環境が適切に整えられていれば、BPSDにはつながりにくくなるということです。

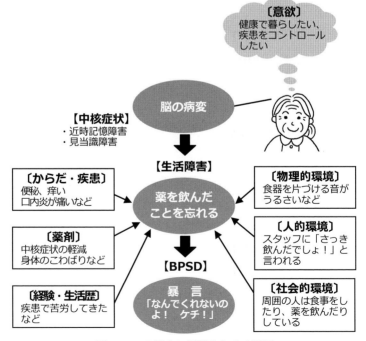

■ BPSDの発生に影響を与える要因

4 「食べたくない」と言って食事をしなくなりました。どうしたらいいでしょうか

●●● 原因を考えてみましょう

　認知症の人が食べないとき、介護者はとても心配になるでしょう。このようなときは、本人が本人なりの判断でもう食べたくないと判断していると理解できます。すなわち「食べない」と意志表示された場合、もしかすると「もうこれ以上、生き続けなくてもいい」という覚悟や無力感があるのかも知れません。

●●● ケアのコツ

　このような状態のときこそ、「その人へのケア」を大切にしなければなりません。本人も、自分がどうして食事をしなくていいという気持ちになっているのか、認知症も手伝って論理的には整理できないし、説明できないことがほとんどです。認知機能の支援や環境を整えることも大切ですが、併せてもっと深く、本人の価値観、人生観を考えていく必要があります。これまでのその人の発言や様子をしっかりとチームで振り返って、食べたい（生きたい）という意欲が湧かないのはどうしてなのか、本人はどのような人でどのようなことを大切にして生きてきたのかといった、その人のこれまでの生活の積み重ねの中での価値観を深く考える機会をもってみるべきでしょう。例えば、「日々おしゃれにこだわり続けてきた人」なのに服も選べない日常が続くと、一緒におしゃれしていた家族や知人にも会いたくなくなり、1日を楽しむこともできなくなり、徐々に生きる意味を見い出せなくなるかも知れません。このように、本人の望む生活が営めないことが本人の意欲を低下させているのかも知れません。本人が食べないということだけに目を向けるのではなく、深いところで求めていることを類推してかかわっていくことになり

ます。何もしないうちから「本人の自己決定だから」とケアを投げ出すのは専門職としての真摯な姿勢とはいえないことは言うまでもありません。

寄り添う視点　本人の価値観、大切なこと、こだわりを理解しようと努める

　BPSDは認知症の人の大切にしていることや価値観が反映されて生じます。こだわりがある部分だからこそ、本人も必死になんとかしたいと思うのです。例えば、認知症の人がすぐ外に出ていって帰って来れなくなるとき、周囲は外に出ないようになんとかしたいと思っているとしましょう。そのとき本人は、商店街のせんべい屋に行きたい（気分転換したい、買い物したい、好きな人に会いたい）のかも知れません。このようなとき、外に出ない方法をいくら考えても逆効果です。その場を取り繕うような対応をしても、結局本人のニーズは満たされません。むしろ、せんべい屋に迷わず行って帰ってこれるためのケア、条件づくり（地域の協力者を募るなど）を考え、実施します。

　BPSDのあるときこそ、その本人の大切にしたいこと、気持ちや価値観を理解することをお勧めします。本人にとってどうなのか、本人はどんな気持ちなのか、という視点で捉える癖をつけましょう。

from Hasegawa

　認知症になってもいつものように町に出かけて行って、コーヒーショップでコーヒーを飲みたい、普通の暮らしを続けてみたい。認知症の人もそう思っているのではないでしょうか。

5 食べられないものを口に入れるので困っています

●●● 原因を考えてみましょう

　食べ物でないものを口に入れるのは、失認という認知機能障害の影響を受けています。失認とは、感覚機能（いわゆる五感）に問題がないのに対象を同定できない障害です。食べられないものを口に入れるのは、それが食べられないものであることが理解できていない状態です。このような状態は、薬の副作用や脱水などに起因するせん妄状態でも起こる場合があります。

●●● ケアのコツ

　失認の程度にもよりますが、ティッシュの箱や洗剤のボトルなど、色が目立つため注意が向いて手に取った結果、口に入れたくなることがあります。色や大きさを目立たないものに変えたり、見えないところに置いておく必要があります。口に入れて違和感があれば飲み込むまでには至らないのですが、そうでない場合は判断力がかなり低下しているので危険です。整理整頓して、紙類、ビニールなどは近くに置きっ放しにしないようにしましょう。

　また、単純に食事をしっかり食べ、排泄ができているかどうかもポイントです。空腹感があれば食べたいという気持ちは当然高まります。食事の時間や量、内容などについて改めて確認したり、おやつやその他の軽食で、空腹感を軽減する方法も考えられます。

　また、ストレスがかかっているときに、即時的な満足感を得るために食べたくなるという面もありますので、本人の不安や不快を捉えて軽減する視点も欠かせません。せん妄かどうかを同定してケアするためにも、受診の機会をつくることも併せて考えましょう。

寄り添う視点　せん妄を理解しましょう

　認知症に間違われやすい状態として、せん妄があります。
　せん妄は、脱水や薬の影響などで起こる意識の障害です。過活動性のせん妄では、大きな声で騒いだり、動き回ったりしますが、その後、そのことを本人に尋ねても覚えていないため、認知症と間違われやすいのです。薬が変わったり、量が増えたりしたときや、夏場の脱水などにも注意が必要です。また、のどが渇いてもそれを訴えられなかったり、水を飲むことができなかったりするのが認知症です。そういった意味では、せん妄は認知症の人が陥りやすい状態でもあります。認知症の人がせん妄になると認知機能がさらに低下し、もとに戻りにくくなるといわれています。そもそもせん妄にならないように、水分の摂取量は十分か、長時間水分を摂取しない状態がないか、改めて確認しておきましょう。

失認 とは

　失認は、感覚機能が損なわれていないにもかかわらず、対象物を理解したり、把握することができなくなることをいいます。視覚、聴覚、触覚といった感覚に失認が生じるといわれています。視空間失認では、奥行きの理解が難しくなり、物が手前にあるのか、遠くにあるのかが認知しにくくなります。ですので、食事のときにスプーンを使ってものをすくうのが難しくなったり、深い皿に入っているものを箸でつかむのが難しくなったりします。食器であれば、お皿の深さを揃えたり、食べ物と皿の色を変えることによって、奥行きを理解しやすくなります。奥行きを理解するのが難しくなると、段差などもわからなくなります。こちらも、色を変えるなどの対応でわかりやすくすることが求められます。
　地誌的失見当は、知っているはずの景色を見てもどこかわからなくなる場合と、景色を見たらどこかはわかるものの、行きたい方向の道順がわからなくなる場合があります。
　半側空間無視は、眼は見えるのですが物体の半分を無視してしまう障害です。左側を無視する場合が多いのですが、左から話しかけても気がつかなかったり、お盆の左側にあるおかずに手が付けられなかったりということが起こります。左側のものが認知できないので、廊下を歩いていても左の壁にぶつかったり、あるいは左に曲がれず道に寄っ

てしまったりということも出てきます。ケアになかなか反応してもらえないと思っていたら、実は半側空間無視があったということは多く、見落とされがちな症状です。改めて一人ひとり確認してみるといいでしょう。

相貌失認は、人物の顔がわからなくなる視覚失認の１つです。視覚失認は、見ただけでものを特定することは難しいのですが、例えば触ってみたらわかるということもあります。

認知症の人に説明するときには、「見てもらう」「話をする」「触ってもらう」などを併用してケアすると、本人がより安心して活動することができるでしょう。

■失認の種類

視空間失認	対象物が空間のどこにあるかを認知することの障害
地誌的失見当	よく知っているはずの場所や道を認知する能力の障害
半側空間無視	左側または右側の視空間を無視する（時計の模写を求めると半分だけ描くなど）
相貌失認	人物の顔がわからなくなる

6 お風呂に誘っても断られてしまいます。どうしたら入ってもらえますか

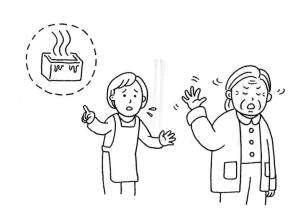

●●● 原因を考えてみましょう

　入浴は裸になる活動ですので、非常に個人的で配慮の求められる活動です。認知症でサービスを利用し始めたばかりの場合は特に、周りの人も見ず知らずの人(記憶障害・人物の見当識障害)で、これから何をするかもわからず(展望記憶の障害)、とても入浴する気にはならないでしょう。例えば、初めてデイサービスを利用するとき、デイサービスとは何をするところか説明がされていなかったとすると、本人はデイサービスを食堂などと勘違いするかも知れません。このとき入浴に誘われることは、本人にとっては「ちょっと食堂でご飯を食べた後に、知らない人にお風呂に誘われる」ような体験になるでしょう。また、認知症の人は、「どっちに何があるか」「ここがどこか」などがわからなくなる体験(場所の見当識障害)をします。知らないところに行きたくないと思っているかも知れません。そのほか、からだの手術跡などを気にされる方など、裸になる恥ずかしさは、人それぞれ違います。

●●● ケアのコツ

　まずは、自分が風呂に入りにデイサービスに来ていることがわからないと、入浴に誘われる理由がわかりません。ここはどこで何をしに来ているのかという基本的なことを理解してもらう努力が必要です。それでも入りたくない場合は、本人に入りたくない理由を尋ねることが重要です。「家で入るから」「朝からお風呂なんて入れない」「体調が悪い」など、ごまかしや的外れな回答に思えるかも知れませんが、その回答は本人なりに捉えている真実です。本人が何をどのように捉えているかを理解することはケアのヒントになります。また、介護職員にそのつもりはなくても、本人にとっては不安や不快を感じる誘い方になってしまっているときもあります。デイサービスなどでは入浴してもらうことが居宅サービス計画に組み込まれていますが、それを理由に無理に誘うというのは本末転倒です。例えば、清拭や足浴など、本人にとって恥ずかしくない方法でまずは清潔を保つということも考えられます。また、本人に介護サービスを受けていることを認識してもらう努力を継続します。説明を繰り返すことで自分が今どこに何をしに来ているのか、わかってくる場合がほとんどです。一定の期間が経過すれば、少なくともスタッフとは良好な関係ができて、そうすると入浴のお誘いも納得しやすくなります。

寄り添う視点　無理強いしない

　失禁などがあるとどうしても入浴してほしいという気持ちになりますが、強い感情に結びついた経験は認知症の人でも記憶に残りやすくなります。1回無理に入浴させただけで後に尾を引くこともありますので、本人の気持ちを想像して支援することをお勧めします。

記憶の分類　とは

　記憶にはさまざまな分類の方法があります。正しく知ることでその人がどの程度覚えているかを評価する際の参考になりますので、認知症の人を支援する際には、是非覚えておきたい知識です。

■貯蔵時間による分類

即時記憶	覚えてから60秒程度の秒単位で保持される記憶。覚えてから思い出すまでに、本人に働きかけないで再生を求め覚えていられるかどうかで確認する
近時記憶	覚えてから数分〜数日程度の記憶。意識的に覚えてから、数分以上空け、間に作業などがあった後に再生することができるかどうかで確認する
遠隔記憶	近時記憶よりさらに長い期間、忘却されずに残っている記憶

　記憶の貯蔵時間による分類としては、即時記憶、近時記憶、遠隔記憶などがあります。即時記憶は、覚えてから60秒程度の記憶で、近時記憶は覚えてから数分〜数日の記憶といわれています。即時記憶と近時記憶は共に短期記憶とされていますが、記憶の保持時間だけでなく、間に作業などを挟むかどうかで区別されます。このような知識を駆使すれば、「この人は記憶障害があるから何を伝えても無駄」と思っていた人でも60秒を待たずにすぐ忘れるのか、5分程度は記憶を保持できるのかを確認したうえで、それに合わせて介護できるようになるでしょう。例えば、トイレで排泄を介助する場合、近時記憶が保たれているのであれば、相手の羞恥心などに配慮して、ケアの最中に別のことを話しかける場合があるかも知れませんが、間に作業が入ると記憶が混乱するような近時記憶が障害された人のトイレ介助の場合は余計な声かけをしないことで、排泄の動作に集中できるでしょう。また、5分程度は記憶を保持できるのであれば、それを意識して、今何をしていて、次に何をするか手厚く声かけすることでレクリエーションにも集中して参加できるかも知れません。遠隔記憶は、近時記憶よりさらに長い期間保持されている記憶です。

　また、記憶の内容に関する分類は、大きくは陳述記憶と非陳述記憶に分けられます。すなわち言葉で説明できる記憶と動作での再現により確認できる記憶という分類です。陳述記憶にはエピソード記憶、意味記憶などがあります。エピソード記憶とは1回の出来事に関する記憶です。意味記憶とは、物事とその名称との関連の記憶で、言葉の意味に関する記憶です。一方で非陳述記憶である手続き記憶は、自転車の乗り方や、野菜の刻み方など動作についての記憶で、その動作ができるかどうかで保持されているかどうかを測ります。また現在を起点として過去の記憶を回想記憶、現在より未来の予定などについての記憶を展望記憶とする分類もあります。

■記憶の内容による分類

陳述記憶	エピソード記憶	いつ何があったかなどの、出来事に関する記憶
	意味記憶	時間や場所などの影響を受けない、物の名前など、一般的な知識の記憶
非陳述記憶	手続き記憶	身体に染みついた動作の記憶

■現在からの時期での分類

回想記憶	現在より過去の記憶
展望記憶	現在よりも未来の予定などについての記憶

Essay 認知症ケアの心に向けて

　秋のある日、東京都立川市にある昭和記念公園を散策した。公園の中央に"みんなの原っぱ"という広い芝生があって家族連れの人がお弁当を広げたり、キャッチボールをしたり平和な光に満ちていた。人々の流れのままに歩いていくとイチョウの木が黄葉を付けた美しい枝ぶりをみせていた。思わず足を止めて見上げていると、微風に合わせてサラサラという音を立てる。日常生活の中でも、ある条件が整えば自然とのふれあいにも新しい発見が見つかる。

　認知症の当事者が不安、悲しみ、悩みなどから解放されて暮らしていくためには、介護する人が自分たちの不安感やとらわれなどから解放されていることが求められる。ちょうど微風に伴って木の葉の絶妙な音の流れを感じるように、認知症のケアには豊かで細やかなセンスが求められよう。

7 お風呂に入るときに、いつも不安そうで怖そうにしています。どうしてですか

●●● 原因を考えてみましょう

　短期記憶障害や場所の見当識障害の影響で、お風呂に入るまでにリビングから脱衣所、浴室と場所が変わることが不安の原因になる場合があります。また、裸になる理由がわからなければ、脱衣介助は恐怖でしょう。さらに施設などで、「この人とならお風呂に入ってもいい」と思っていたのに、誘導、脱衣、入浴とかかわるスタッフが変わることで、「えっ?」という不安と驚きで混乱する場合もあります。浴室の音の反響、シャワーの音、あるいは介助の声などが不安の原因になる場合もあります。認知症の人は注意機能障害があると集中すべき音とそのほかの雑音との区別をつけることが難しくなります。また、奥行きや距離感がつかめない視空間失認がある場合は、湯船に浸かるのが難しくなりますし、失行により蛇口やシャンプーなどの道具を使う動作が難しくなる場合もあります。

●●● ケアのコツ

　場所や人の変化に対する不安を軽減するために1人で介助するという取り組みは多くの施設・事業所で行われています。また脱衣では、次の動作をゆっくり一つひとつ説明します。その際、介護する自分の表情を意識することが実は大切です。認知症の人の表情と極端に離れた表情をすると相手の不安をあおる場合があります。例えば、自分が不安なときに満面の笑みを浮かべた人が来たら、その差に違和感を覚えるものです。介護専門職であれば自分の表情にも常に意識的でありたいところです。また、不安が強そうなときに無理強いしないことが、本人に信頼されるための基本です。本人の表情やしぐさを見ながら、何を考え感じているのか察知するよう意識できるとよいでしょう。

寄り添う視点　準言語、非言語コミュニケーションを意識する

認知症の人は言葉の理解が難しくなることがありますが、そういったときでも表情や声のトーン、しぐさなどの言葉以外の情報はよく伝わります。自分の表情が明るい表情になっているか意識したり、しぐさを大きく、わかりやすくすると情報が伝わりやすい場合があります。表情やしぐさを非言語コミュニケーション、声のトーンやスピードなどを準言語コミュニケーションといいます。

注意機能障害 とは

注意の持続とは持続性注意などと呼ばれますが、一定期間物事に対する注意を維持することで、認知症になると注意を持続したり、注目すべきものを選び取ったり、あるいは注意を複数のことに分配したりする機能が低下する場合があります。注意の持続ができなくなると、例えば認知症の人が、書道で字を書いている最中であっても、席を立って移動するといったことが起こります。

注意の選択とは、複数の刺激の中から注意を向ける対象を選択し、1つに集中することです。例えば、読書をしているときには周りで物音がしたり、テレビがついていても、読書に集中することができます。これは、無意識ですがテレビに注意を向けるのではなく、読書に集中することを選択しているのです。注意の選択能力が低下すると、些細な物音や光や人の動きなどの視覚刺激でも気になって、今している行為に集中できなくなる場合があります。また、注意の分散というのは、一度に複数の仕事に対応することです。例えば、音楽を聴きながらジョギングしているときは、①音楽を楽しみながら、②道路の段差や周りの障害物をよけて、③手足を動かして、走るということをしています。このように一度に複数のことができるのは、注意を分散することができているからです。認知症になるとこのような注意機能が低下していきます。

■注意機能の種類

持続性注意	一定時間注意を維持すること
選択性注意	数字と文字が読み上げられるのを聞きながら文字だけ選ぶなど、競合する刺激や注意を阻害する要因がある中で注意を維持すること
分配性注意	同じ時間で2つの仕事に対応すること

(日本精神神経学会(日本語版用語監修)、髙橋三郎、大野　裕(監訳):DSM-5精神疾患の診断・統計マニュアル. p585, 医学書院, 東京, 2014を参考に作成)

8 トイレ以外の場所で排泄することがあります。どうすればいいでしょうか

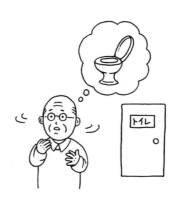

●●● 原因を考えてみましょう

　排泄を失敗したとき本人は深く傷つき、また、対応する家族や介護者の負担も大きくなります。認知症の人であっても１人の人間ですので、排泄の問題については、他人の力を借りずに自己解決したいと思うのが人情です。認知症になると、トイレがどちらにあるか、今いる位置からの方向がわからなくなったり、トイレのドアがわからなかったりなど、トイレを見つけられないことが多くなり、廊下やゴミ箱などに排泄してしまうことがあります。トイレがわからなくても尿意をもよおせば、焦る気持ちも生じるでしょう。その結果、漏らしてしまうよりも、どこか人目につかないところ（廊下やゴミ箱）で排泄するという選択につながるのです。本人は平気で排泄しているのではなく、トイレを探し回って不安の中で、どうしようもなく選択をしていると捉える必要があります。

●●● ケアのコツ

　そもそもトイレの場所がわからないとか、トイレに行きたいと言い出せないことに対応しなければ、認知症の人にとっての不安や心配は解消されません。施設であれば、本人の様子を観察して排泄がありそうなときに誘ったり、本人の排泄のリズムに合わせて、定時に声をかけてみることも方法の１つです。また、トイレのマークを少し低い位置に下げて色を強調し、目にとまりやすくするという対応も効果がありますし、在宅であれば、トイレのドアを開けておいて便器が見えるようにしたり、夜間は少々電気代はかかりますが、トイレの照明を点けておいてわかりやすくする方法もあります。トイレに続く廊下に足元照明を点けたり、蛍光テープをトイレまで貼って誘導したりすることで行ける場合もあります。

寄り添う視点　　困ったときほど本人をよく見る

　例えば、排泄で汚れた下着を隠すということも、本人の自尊心の表れであると思われます。汚れたものを置いておけるカゴを用意したり、本人のプライドを傷つけない方法を考えてみましょう。

見当識障害 とは　　認知症の中核症状として、見当識障害も是非覚えておきたい症状です。見当識障害は、状況から推測して、見当をつける能力が障害されることをいいます。「時間の見当識障害」「場所の見当識障害」「人物の見当識障害」に分けられ、一般に時間、場所、人の順に障害されます。

　時間の見当識が障害されている場合は、日付や時間をさりげなく伝えたり、朝・昼・夜がわかりやすい場所で過ごしてもらうこと、時計を本人がわかる・見えるものに変える、カレンダーは月の日程表示でなく、日めくりに変えるなどのケアをすることによってフォローすることができます。

　場所の見当識障害は、声をかけてその都度、今いる場所や目的の場所の方向を教えたり、文字やマークなどで説明することによってフォロー

することができます。また例えば、壁とドアが同じ色であるため目に入らない場合もありますので、本人目線で物理的環境を見直すことが有効です。

人物の見当識障害がある場合は、「私のことわかりますか？」といった質問で不安にさせる場合もありますので、自分が覚えているからといって認知症の人が自分のことを知っていると思わないような注意が必要です。一方で、名前は覚えられなくても、「この人は私の介護をしてくれる人だ」とか、「この人は自分の知っている人だ」ということがわかってくる場合が多いので、「認知症の人は人物の見当識障害があるので何度も自己紹介しても無駄だ」と考えるのではなく、覚えてもらえるように繰り返し自分の名前や立場を説明することは有益です。

■見当識障害の種類

時間の見当識障害	今、何時であるか、朝か昼か夜か、何年何月何日であるかなど、時間や季節の見当がつけられなくなる
場所の見当識障害	自分がいる場所、行きたい場所の方角など、場所の見当がつけられなくなる
人物の見当識障害	周囲の人が自分とどのような関係の人であるか見当がつけられなくなる

9 歩行機能が低下しているのに立ち上がろうとして危険です

●●● 原因を考えてみましょう

　人は動物ですので、誰しも動ける範囲で動きたいと感じます。認知症の人も例外ではありません。介護職員としては、歩行機能が低下している状態で歩こうとして転倒してしまい、骨折をきっかけに一気に機能低下が起こるのではと考えてしまい、立ってほしくないと感じるのでしょう。一方で、認知症の人は、自分の歩行機能の程度を覚えておくことができず、正常な判断ができないため、立って歩きたいという気持ちが発生します。このような状況でポイントになるのは、認知症の人が歩いたり立ったりして何をしたいと思っているかです。理由や目的があって立って歩こうとしているという前提に立つと、とにかく移動したい、トイレに行きたい、誰かと話したい、音がしたので見に行きたい、部屋に戻りたい等々、理由や目的がその状況から類推できる場合が多いと思います。

●●● ケアのコツ

　本人がしたいと思っていることを、してもらうことが大切です。トイレなどの明確な目的がある場合には、目的を探って達成してもらう支援をすることで、結果として歩こうとする場面は減るはずです。また、目的を知るためにも本人に何をしたいか尋ねましょう。但し、何かしようとするとスタッフに止められることが本人のストレスになり、より立とうとすることが増える場合もあるので注意が必要です。また「今何をしている時間か」「今その場所にいていいか」「この後どのようなことをするか」、そういった予定を理解してもらうことや日課や楽しみの時間をもつことも一助になるかと思います。いずれにしても介護職員が行動を制止しようとしたり、なんとか立ち上がる行

為を減らそうとするのではなく、本人のニーズを満たそうとすることが重要になります。

> **寄り添う視点**　**介護者目線を本人目線に**
>
> 　介護する側がこのように過ごしてほしいと思う過ごし方が、必ずしも本人の希望と合致するとは限りません。本人は何に対するときに意欲が湧くか、常に意識しておくとよいのではないでしょうか。

10 いつも歩き続けています。本人の自由にしてもらっているという意味ではいいですか

●●● 原因を考えてみましょう

　認知症の人があてどなく歩き続けているというのは、歩行機能に問題がなければ、介護者に大きな問題としては扱われない場合があります。確かに、本人が自由に自分の好きなように過ごすことは悪いことではないですが、もし自分がどこにいればよいのかわからない、探し物がどこにあるかわからないとなれば、必ずしもいい状態とは言えません。また、歩き続けることは当然体力を使います。からだを動かすことは悪いことではないのですが、長く続くと不必要に疲れさせてしまうことにもなります。

●●● ケアのコツ

　あてどなく歩き続けるという行動が、本人にとってどのような意味があるのかをまずは理解しないといけません。認知症の人に声をかけて、探し物をしているのか、どこかに向かっているのか、何をしているかということを尋ねてみましょう。的外れと思えることが返ってくるかも知れませんが、その時その場で、認知症の人が現実をどのように捉えているかは理解できるはずです。場合によっては、その時の話をしっかりと聞くことによって、本人の心配事が解消されることもあります。また、話した結果、対応できることであれば対応します。それから、歩いている最中に本人がどのような表情をしているかも重要な情報です。不安だったり、焦ったりしている状態が続いているのだとしたら、本人にとっていいこととは言えません。険しい表情で歩いているのだとすると、認知症の人が認知機能の障害で困っているのに介護職員の目線で「自由に過ごしてもらっている」などと決めつけて、放っておいているという見方もできるのです。

また、認知症の人の徘徊には目的があるといわれますが、認知症の人自身、なぜあてどなく歩いているか自分でもはっきりしない場合もあります。そのようなときは手持ち無沙汰だったり、今何をしていいかわからなかったりということが考えられますので、今の時間やこの後の予定を伝えたり、本人が楽しめそうなこと、できそうなことなどを勧めてみましょう。

> **寄り添う視点**　**本人の表情やしぐさをよく観察する**
>
> 　自由とか、その人らしくということは大事なことですが、これが介護者の目線からの自由、介護者の目線からのその人らしさとならないような注意が必要です。そのようなときには認知症の人の表情に着目します。他者から見ておかしな行動をとっているように見えても、本人はそれを楽しんでいるという場合も多々あります。

11 自宅にいるのに「家に帰りたい」と言います。どうすればいいでしょうか

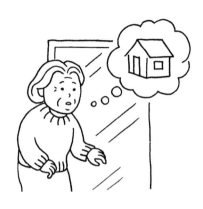

●●● 原因を考えてみましょう

　認知症が進むと感覚機能は正常であるのに対象を同定できない失認といわれる症状が出てきます。例えば自宅にいても自宅の風景を眺めても自分の家であることが理解できなくなることもあります。加えて、ヘルパーの顔を見ても誰か同定できない(相貌失認)、相手と自分との関係がよくわからない(人物の見当識障害)、トイレがどちらにあるかわからない(場所の見当識障害)などが加わると、落ち着いてくつろぐことも難しいでしょうし、結果、自分の家にいても自分の家にいるという感じが得られにくいかも知れません。ヘルパーなどが忙しく動き回っていると、「忙しいのにお邪魔して申し訳ない」といった思いが湧いてくることも考えられます。

●●● ケアのコツ

　失認があるといっても、何を見てもわからなくなっているかというとそうではなく、ゆっくり落ち着いて一つひとつ確認するといろいろわかるものが

あります。ここがどこかを言葉で言えなくても、知っている場所であるという感じはあるかも知れません。それならば、より自分の家であるという実感が得られるように、部屋に飾ってある写真を見せて「これはなんの写真ですか」と尋ねるなど、部屋にある物で、本人が自分の物であるとわかって説明できる物を使ってコミュニケーションをとることで、自分の家だと実感しやすくなる場合もあります。また本人なりの日課となる過ごし方(朝10時にはマイカップで紅茶を飲むなど)をすることが、本人の現実の認知を高めるケアになる可能性があります。加えて、介護者が認知症の人をその家の年長者として尊重しているということが伝わることも大切です。例えば、料理のメニューや物の保管場所など、意図的に認知症の人に判断を仰ぐと、自分の家であるという実感が得やすくなります。

寄り添う視点　介護職員は環境―本人の様子に大きく影響する

介護職員も認知症の人にとっては環境ですので、介護職員の動き、行動が本人の感情(「手伝わなければ」など)を誘発することもあります。本人に意欲が湧くことは悪いことではないのですが、結果として混乱につながらないように、自分の行動が認知症の人に与えている影響を意識しましょう。

from Hasegawa

認知症の人は常に認知力が低下しているとは限りません。よくなったり、ひどくなったりすることがあります。この点も留意して支えていきましょう。

12 「家に帰りたい」といつも言われ、それに対応できずに困っています

歩行・移動のケア

●●● 原因を考えてみましょう

　施設などの場合は、なぜ施設に入居したのか、理由を覚えていられなかったり、入居に納得していなかったり、ということが原因の1つになります。加えて、周りの人が自分の知らない人であれば、ゆっくりとくつろぐこともできないでしょう。もちろんそれ以外にも、体調不良などがあって落ち着かず、帰りたいという気持ちにさせている場合もあります。あるいは、施設に住んでいるということはわかっていても、自宅の庭が手入れされているか気になるなど、さまざまな心配があって自宅に目的をもって帰りたいという気持ちになっている場合もあります。

●●● ケアのコツ

　さまざまな認知機能の障害がある認知症の人が、自宅から施設に移り住んだ際に、自分の家にいる感じがせずに帰りたくなるというのは当たりまえのことです。そういった観点からは、無理に抑え込もうとか、訴えがなくならないから自分のケアはダメだと考えることはありません。しかし、自分がここに住んでいるということがわからずに混乱するというのは本人にとっては大きな不安であり、できるだけ早く軽減したいことです。まず、記憶障害があるとはいえ、本人が理解、納得したうえで入居しているかは極めて重要です。本人が納得しないままに住む場所が変わる場合、そうでない場合よりも当然混乱します。しかし納得したからといってすべてを覚えていられるわけではなく、入居した後も入居したことを忘れるということが起こるでしょうから、繰り返し確認をしていく必要が出てきます。最近のもの忘れのことや、ひとり暮らしでの不安なことはないかなどをゆっくり話してみると、入居す

るに至った経緯が確認できる場合も多々あります。また、認知症の人が帰りたくなる理由として、"自宅で〇〇したい"という目的が明確にあるのであれば、それをサポートしましょう。例えば、年金がちゃんと振り込まれているか気になるということであれば、その時期に明細を見られるように、目的を達成できる手段を整えていくことが必要です。

　自宅の芝刈りが気になって帰ると繰り返していた人で、帰って芝刈りができたことで安心して、訴えが少なくなったという事例もあります。

寄り添う視点　　**本人の訴えを聞き流さない**

　認知症の人の訴えていることを、認知症の人の言葉だから的外れと決めてかかるのではなく、親身になって聞くことが大切です。「この人は私の話を聞き流しているのでは？」と思うからこそ、訴えが繰り返されます。親身に聞くことができれば、本人の希望が汲み取れることがあります。うまく汲み取れるかどうかは介護職員の腕の見せどころです。

---

from Hasegawa

　私はこれからどうなっていくの？　なぜ私が認知症になったのですか？　と訊かれました。私はただ患者さんのストーリーを聴き、心に寄り添って、その人の手をそっと握りました。スピリチュアルケアの始まりでした。

13　1日中、机を叩いています。止めるように言っても止めません

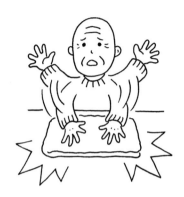

●●● 原因を考えてみましょう

　繰り返し机を叩くというのは、多くの場合、本人のストレスが反映されている行動と捉えられます。本人の手が痛みますし、周りの利用者に対する影響もありますので、スタッフはなんとか止めてほしい気持ちになると思います。一方で認知症の人は、机を叩かざるを得ない状況に追い込まれていると捉えるべきです。例えばタオルを敷いて、手が痛まないようにするのは対症療法であり、問題の直接的な解決にはつながりません。また、机の上に「叩かないでください」などの張り紙をするのは、本人のストレスを高めるだけで逆効果です。

●●● ケアのコツ

　本人にはなんらかの不安や不快があることが想定できますので、できるだけ時間を確保してかかわることがまずは必要です。言葉にならなくてもなんらかの発言があるようであれば、その言葉がストレスのヒントになる場合もあります。また、1日の中で激しくなるときと比較的発生しにくいときがあ

るので、その時々に何が起こっているかを見極めることができれば、さらなるヒントになるはずです。机をずっと叩いているときは、周りの利用者から不快な刺激を受けている場合もありますので、そのような状況にならないように配慮します。音や動き、孤独感、わからなさなど可能性はさまざま重複しているでしょう。

　認知症の人に対するアプローチを、その時その場のケアと、本人の困りごとの本質を探るケアに分けて両方を大切にします。その時その場のケアはいわば認知症の人とのコミュニケーションです。コミュニケーションで本人を否定せず、ゆっくりと確実にやりとりすることは、信頼関係の構築につながります。本人の困りごとの本質を探るケアは、原因を考えることです。

　本人の視点に立とうとし続けながら、その時その場のケアと本人の困りごとの本質を探るケアを行っていくことによって、その場のケアが、その場しのぎでなく、本人が本質的に求めていることにつながっていきます。これは、簡単にできることではありませんが、チームとして繰り返して、熟練を目指すべき技術といえます。

寄り添う視点　　**本人本位への視点の転換**

　スタッフとして止めてほしいと思うのではなく、認知症の人はどう感じているかを考える視点への切り替えができるかどうかは、認知症ケアが効を奏すかどうかの基本となります。視点がスタッフ本位から離れないときは、一瞬効果があったように見えてもその場しのぎになります。

---

from Hasegawa

　認知症ケアの技法についてお話しします。
　第一に本人の不安感を取ること。「大丈夫ですよ、私がいつもいますから」　第二は聴くことを心がける。第三はしっかり認知症の人と目線を合わせること。第四は明るく楽しい気分を大切にすることです。

14 トイレ以外に部屋から出なくて心配です

●●● 原因を考えてみましょう

　認知症の人の活動性が落ちる原因の1つにせん妄があります。せん妄であったとしたら早急に適切な対応をすべきですので、できるだけ早くかかりつけ医の先生へ受診してください。また、さまざまな活動の意欲が低下している場合もあります。認知症の人のケアでは、激しい症状が出て介護者の手がかかる人に焦点が向きがちですが、活動性が低下している人は、病気になる前に自分で抱え込んでしまいがちだった性格の影響もあります。このようなとき、外に出ないのは本人の自己決定だからいいなどと判断され放置されがちです。しかし、多くの場合は認知症の影響を受けて、本当は部屋から出て自然に日常生活をしたいのにそうできないように追い込まれていると理解すべきです。周りにいる人との折り合いが悪かったり、わからないこと、できないことが増えていることを、すべて性格のせいにはできません。人は基本的なニーズとして所属と愛情のニーズをもっているといわれています。程度の差はあれ、まったく人とつきあいたくないという人はいないはずです。また、専門職は、本人の性格だけを部屋から出てこない理由にしていないかという視点をもつことが求められます。

●●● ケアのコツ

　無理に部屋から出そうとすることは、本人のふさぎ込んだ気持ちを強めることにもなりかねませんので無理にかかわるのはよくないでしょう。特に部屋にひきこもっていてカーテンなども開けずにいると、時間の見当がつきにくくなり、生活リズムが狂って認知機能を発揮しにくくなります。できるだけ、食事と睡眠のリズムを整えることを意識したいところです。併せて、本

人の能力に合わせてコミュニケーションをとること、そしてそのうえで本人の今の気持ちをよく知ることが必要です。能力に合わせたコミュニケーションをするためには、「話すこと」「聞くこと」「書くこと」「読むこと」について、文章でわかるか、単語ならわかるか、ほとんどわからないとしてもわかる言葉はあるかなど、本人のコミュニケーション能力に合わせたやりとりが大切です。表情、しぐさ、声のトーンなども重要な視点です。「今○○の時間です」という状況説明を毎回細かくすることで安心する人は大勢います。言葉を被せず待つというのも、忘れがちですが、これを注意するだけで話せる人もまた大勢います。人物の見当識障害があったり相貌失認(顔がわからなくなる)などがあれば、相手が誰かわからなくて人とかかわりたくなくなるということもあります。かかわる人をある程度限定するなどの働きかけも大切です。それから、部屋から出ると音や会話、人の動きなど、情報が多過ぎて混乱するという場合もあります。外に出すことそのものが目的ではなく、本人の"快さ"が前提です。

寄り添う視点　訴えを聞きつつ訴えからニーズを探る

　認知症の人の訴えや行動をそのまま否定せずに受け止めるということはケアのうえで非常に重要です。しかし、本人の訴えや行動をそのまま受け止めることと同時に、認知機能障害で認知がズレている影響を加味しながら、本人は本当はどうなることを求めているのかを推測する視点も併せて大切になります。例えば、掃き掃除を続ける人と一緒に掃除をしていると「お荷物にはなりたくない」などと語られたりします。話を聞いて、掃除が終えられるよう支援することが大切ですが、同時に「自分がお荷物である」と感じているのはなぜか、どうすれば「自分は自分でいい」と思えるのかを考えることが必要です。今回の例に当てはめると、外に出ないことを尊重しつつ、外に出たくないのはどうしてかを考えることになるでしょう。

15　1日中、大きな声で叫んでいます。周りの利用者もうんざりしています

●●● 原因を考えてみましょう

　施設などの寝たきりの認知症の人で、1日中「あー、あー」などと大きな声で叫んでいるというケースがあります。このようなケースは、寝たきりか自分では歩けない状態であり、加えて失語で本人が思っていることを明確に言葉にできないケースがほとんどです。スタッフは周囲の利用者などからの苦情を受けて、なんとか止めさせたいと思っているかも知れません。さまざまな原因が考えられますが、本人が不安や不快を感じているのは間違いありません。周囲の苦情などの前に、そういった苦しみに思いを馳せ、一刻も早く対処したいところです。介護職員はそのことに気づいていても、具体的にどうケアすればいいかわからない状態かも知れません。

　このようなときは、からだの痛みやおむつなどの不快、また周囲に誰もおらず、状況も飲み込めずといった不安などが原因となっていることが考えられます。このような状態が長い時間そのままになっているとしたら、組織としての認知症の人との向き合い方を見直す必要があるかも知れません。すなわち、一介護職員のケアというよりも、組織として1人の認知症の人を理解して、丁寧にケアする体制が整っていないということです。

●●● ケアのコツ

　ケアにおいては、本人の不快を取り除くことが優先されます。体位交換やおむつ交換については、できるだけ本人に合わせて行うようにタイミングなどの工夫をしたいものです。あるいは、スタッフがこの認知症の人の近くで記録などの作業をするなど、不安や心配を生じにくい状況をつくります。また、失語の認知症の人に対しては、黙々とケアしがちになりますが、発語が

難しい方でも話し言葉の理解はある程度保たれている場合があります。また、言葉の理解はできなくても表情を読み取ることができる場合や、声のトーンを意識することによってこちらの元気な感情や心配している気持ちが伝わることもあるでしょう。さまざまなケアをするときには目線を合わせて、声をかけながらケアをすることを心がけます。また、重度の認知症の人でもよく観察すれば、本人の快・不快は、本人の表情や声の発し方などからわかります。それらを手がかりにして、痛みや痒み、そのほかの不快を類推してケアをすることは可能です。また、時間をかけると「はい」「いいえ」のメッセージを頷きや視線などで発することができる場合もあります。本人のメッセージを読み取ろうとする努力も欠かせません。

寄り添う視点　誇りをもてるケアをしているか

　限られた体制で丁寧なケアはできないという意見やパーソンセンタード ケアは理想論だという意見もありますが、同じ条件の中で、効率的に質の高いケアを提供できている場合もあります。自分なりに納得いくケアができているとすれば自分の仕事に誇りがもて、どんなに忙しくても疲れません。一方でケアの質を求めず、こなすことが目的になっているとしたらケアに疲れてしまいます。それはスタッフ個人の努力では如何ともし難く、組織全体で考え取り組むべき課題ですが、声を発して変化を求めることができるのは、もしかしたら現場のスタッフなのかも知れません。何かの行動を起こすと決めているのも自分ですが、何もしないというのは、何もしないと決めているということです。自分に誇りをもてる選択をし続けるとケアすることが喜びになります。

from Hasegawa

　認知症ケアに必要な環境は、第一にゆっくりとした時の流れがあること、第二は小規模の住居で馴染みの人が介護する、第三は安心できる居場所と役割があること、です。グループホーム、ユニットケアなどがその例です。

16 頻繁にトイレ介助を求めるのですが、排泄がない場合もあって大変です

●●● 原因を考えてみましょう

　排泄は、できれば自分1人ですべてを処理したいデリケートな問題です。認知症の人は、トイレの場所がわからなかったり（場所の見当識障害）、排泄の仕方がわからなかったり（失行）、尿意を感じにくい場合もあり、失敗をしないか、迷惑をかけないかという思いが強く不安になる場合があります。蓄尿の機能が低下し尿漏れが起こりやすくなっているのであれば、その気持ちはますます高まるかも知れません。特にこれまでに排泄の失敗があれば、認知症であっても忘れられない心配事になります。そういった意味では失敗の経験のある人は特に不安になります。また、薬剤の影響や体調不良の可能性も考えられます。

●●● ケアのコツ

　体調不良や薬剤の影響を考慮するためには、一度受診することが大切です。また、ある程度ADL（activity of daily living；日常生活動作）が高い場合には、トイレの場所がわかるようにするためのさまざまな工夫をすることによって、本人が自分で排泄できるようになり、その自信から訴えが減る場合もあります。トイレの手続きのどこでわからなくなっているのか細かく観察してみるといいでしょう。

　トイレを失敗した記憶を払拭するというのはなかなか困難ですが、根気強く対応してトイレにいつでも行けるという安心感をもてることが結果的には近道です。そういった意味では、トイレ介助のときのスタッフのかかわりは大切です。本人がトイレに行けるか不安に思っているときのスタッフの表情が「またか」といううんざりした表情などであると、トイレに連れて行っても

らうことができるか、余計に不安が募るかも知れません。また、自分の不安感をわかってもらえていないと感じると、それをわかってもらうために、より激しく主張したくなるでしょう。施設などであれば、スタッフが連携してお互いに表情やしぐさは大丈夫か、確認し合ってもいいのではないでしょうか。また、自分に対する自信があると少々の不安ははねのけられますが、生活のさまざまな場面で失敗やわからないことがあると、相乗効果で不安が高まる場合があります。生活の中でわからないこと、できない場面を極力減らし、できる場面や興味のもてることを楽しむ場面を少しでもつくることによって、トイレの訴えにもいい影響が生じる場合があります。特に時間の感覚をもってもらうことは大切で、例えば繰り返しトイレを訴えていた人に、食事のとき皿を広げたり、飼っている鳥にエサをあげることを日課にするなど、時間を決めてできることをしてもらうことで、トイレが気にならなくなったというケースもあります。

寄り添う視点　認知症の人の感情を想像する

さまざまな認知機能の障害が生じる認知症ですが、喜怒哀楽は比較的保たれます。一方で、認知症の人のわからないこと、できないことを目のあたりにすると、子ども扱いしたり感情への配慮が疎かになったりしがちです。そうならないよう、認知症の人がどのような感情を抱いているかを想像することがケアのヒントになります。

17 「薬をください」と何度も繰り返します

●●● 原因を考えてみましょう

　薬を飲みたいというのは、からだに不調がある人であれば誰しも希望することでしょう。エピソード記憶の障害で飲んだこと自体を忘れてしまえば、また薬を飲みたいと思うのは当然のことだと思われます。さらに、そのようなときにスタッフに「さっき飲みましたよ」と言われたとすると腹が立ったり、自信を喪失するきっかけになるかも知れません。単にエピソード記憶の障害により何度も訴える人という理解ではなく、その背景にある体調管理に対する心配事などについて注目してみましょう。

●●● ケアのコツ

　在宅でよく利用するのはお薬カレンダーです。薬を飲んでおいて、飲んだ後にカレンダーに包み紙を戻せば、飲んだか飲まないかが自分で管理できます。日付がわかる時計の隣に置くなどして、今日が何日かがわかるようにする工夫も合わせて行うと概ね管理できます。また、複数の薬はできるだけ回数を減らし、1つの包みにして飲み忘れを少なくする工夫を医療専門職と相談することもできます。体調のことが気になっているとすれば、検査の結果や受診の予定をわかるように説明してもらうこと、そのほか体調管理・病気のコントロールのためのさまざまな取り組みを考えてスタッフと一緒に実施するということもできるかも知れません。また、「薬をください」と言われて「飲みましたよ」と言うことで、その場ではそうかとわかってはいるものの、自分の感じとスタッフの対応が異なるわけですから、自分に対する本人の不安は募るでしょう。頭ごなしに「飲みましたよ」と言うのではなく、実際に飲んだかどうかを一緒に確認しているうちに、自分でもああそうだったと思い

出せる場合もあります。からだに害のない偽の薬を渡してごまかすという方法もありますが、本人をだましてしまう方法であり、信頼関係を台無しにする場合があるのでお勧めしません。

寄り添う視点　本人が怒ったり、騒いだりしていなければいいのか？

認知症の人の繰り返しの訴えは、一言声をかけて納得してもらえる場合には介護者にとって大きな問題にはなりませんが、本人からしてみると外には見せない不安や心配が生じている場合があります。例えば「薬をください」と訴えてきた認知症の人に「さっき飲みましたよ」と伝えると「そうだったっけ」と言いながら、そのまま席に戻ることがあります。スタッフとしてはわかってもらえてよかったと思いますが、本人としては内心「どうして忘れたんだろう、本当に飲んだっけ？」など不安になっているかも知れません。積み重なるとBPSDになるケースもありますので注意して、スタッフとしては困っていないときでも飲んだことがわかるような支援をするようにしましょう。

18 他人の服を自分の服だと言って困っています

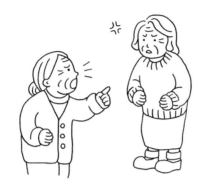

●●● 原因を考えてみましょう

　「あの人が私の服を着ている」といった誤解は、主に記憶障害や判断力の低下によって生じると考えられます。すなわち、自分がどのような服を持っていたかを忘れたり、どれが自分の服かを判断することが難しくなっています。「あれは○○さんが前から持っている服です」などと説明しても、「そんなことはない。さっきまでタンスに入っていた。どうしてみんなでいじめるんだ…」と言われて困ることもあるかも知れません。一方、これは"おしゃれをしたい"気持ちがあり、自分の好きな服を着たいと判断できる能力が本人に維持されていることを示唆しています。そして、身なりを整えたいというのは、自分をどう見られたいか、ちゃんとした人として扱われたい、尊敬されたい、そういった気持ちも含まれている可能性があります。

　また、認知症の人同士のケンカが尾を引いて、このような誤解として現れる場合もあります。

●●● ケアのコツ

　満たされなさ、尊重されたいという気持ちがあると、「あれは○○さんが前から持っている服ですよ」といった事実の説明は、本人にとっては否定されているように聞こえます。「そうですか、同じ服を持っているのかも知れませんね。タンスを確認してみますか」というように、否定せずに本人に質問して判断を本人に仰いで、尊重するやりとりを意識的に行うように工夫してみるとよいでしょう。また、本人にも好みのおしゃれをしてもらうこともいいかも知れません。

寄り添う視点　　ストレングス・アプローチ

　服に興味をもてるというのは、本人の残された能力であり、強みであるともいえます。本人の強みを発揮してもらう観点からかかわれると、問題が目立たなくなることが多々あります。

　好きな服を見つけて、それを買って着て、誉めてもらうなど、興味、関心をもてることに取り組む時間を増やすことで、結果としてほかの人のことを気にする時間が減ります。このような、強みに働きかけることをストレングス・アプローチといいます。

19 家族に何度も電話したがります。家族も困っています

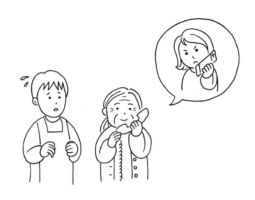

●●● 原因を考えてみましょう

　電話をしたい理由にヒントがある場合が多いです。単に安否確認をしたいのか、あるいはいろいろ世話を焼きたいのか、それとも取り止めもなく話したいのか、さまざまな様子がみられると思いますが、電話をすることによって満たしたいニーズを類推することが大切です。繰り返し訴えがある場合には、うんざりしてしまうことがあるでしょう。しかし、本人としてはさまざまな希望・要望があるから電話したいのであり、繰り返すつもりはありません。また、周囲のスタッフや利用者が話をしていても自分だけそれについていけず、疎外感を感じている場合もあります。

●●● ケアのコツ

　スタッフと認知症の人は、家族に比べてつきあいが短く、関係の深さも違います。家族にしかわからないエピソードがありますし、家族だから話せることもあります。そうすると認知症の人であっても家族と話したくなりま

す。また人物の見当識障害があるとさまざまな人と話すことがストレスとなり、気兼ねなく話せる家族との会話を希望する理由になります。あるいは、自分自身がケアを受けてばかりでいると、人に迷惑をかけて申し訳ないという気持ちになってきます。そのようなときには、誰かの役に立って「介護を受けることもあるけれど役にも立っている」ということを確認したくなるものです。子どもが日々問題なく暮らしているか電話してアドバイスしようとしているのであれば、それは誰かの世話を焼きたい、自分が役に立っていることを確認したいということの表れかも知れません。そのようなニーズを捉えたうえで繰り返しの訴えを聞くことにより、本人の満足が得られやすくなるでしょう。電話をするのを毎回断られると、なかなか電話できない、つながらないという焦りが生じます。要望があったときに毎回適切に対応できると、認知症の人はそれだけで安心です。

寄り添う視点　認知症の人のニーズ

トム・キットウッドは、認知症の人のニーズとして、「なぐさめ(安定性)」「愛着(きずな)」「帰属意識(仲間に入りたい)」「たずさわること(役割意識)」「その人らしさ(物語性)」を指摘しています(4頁、図3参照)。認知症の人は突き詰めていくと、このようなニーズを内在していて、それを満たしたいと思っているだろうという前提で認知症の人とかかわると深く理解できる部分が出てくると思います。

from Hasegawa

認知症の人を支える場合、ケアを与えるケア ギバーではなく、その人と一緒に生きるケア パートナーの心が大切です。暮らしていくときの伴走者です。柔和な、そしてゆったりした愛の心が生まれると思います。

20 スタッフは嘘をついてもいいのでしょうか

●●● 原因を考えてみましょう

　認知症の人は短期記憶障害がありますので、嘘をついたり、その場しのぎのことを言っても気づかないし覚えていないことがほとんどです。専門職であっても、理解できるように説明するのも困難で、「どうせ忘れてしまうし、認知症の人は認知機能障害があって繰り返し訴えがあるので、嘘でもついて納得してもらわないと太刀打ちできない」という気持ちになるかも知れません。認知症でない大人とのかかわりと同じで、一度嘘をつくと、それを取り繕うためにさらに嘘をつかないといけなくなりますし、チームアプローチですから嘘をチームで徹底する必要も出てきます。しかし、嘘は完全に取り繕うことができるものではありません。どこかでぼろが出るとそれをきっかけにして本人が混乱することもあります。あるいは嘘をついてごまかすことを繰り返していると認知症の人に伝わります。そうすると、「この人の言うことは信用できない」という感情を認知症の人に植えつけることにもなるでしょう。

　さらに、感情の大きな動き、特に強い感情と結びついた記憶というのは、認知症があってもいやな感じなどとして記憶に残りやすいといわれています。嘘であることが明確にわかってしまったら、短期記憶障害があったとしても信頼関係を再構築するのは難しくなります。また、チームとして嘘をつくという文化を根づかせることにもなるでしょう。加えて本人はわからなくても周囲の認知症の人は気づきます。そうすると周りの認知症の人に「ここのスタッフは嘘をついてごまかすことがある」と思わせるでしょう。さらに、例えば「家長として尊重されたい」というニーズが「家に帰りたい」という訴えとして表れていたとすると、「息子さんが管理しているから大丈夫」などと伝えても、その場しのぎにしかならず訴えは繰り返されるでしょう。体調不良

が原因だった場合には、解決が先延ばしになってしまいます。

●●● ケアのコツ

　認知症の人のその時その時の気持ちを否定せずにかかわるということは、信頼関係をつくり維持するためには大切です。家に帰りたいという人に「家は売却してなくなっています」と本当のことを機械的に伝えるというのも認知症の人に不安を与えるでしょう。嘘はつかずに興味をもって、否定しないようにしながらしっかり話を聞く、傷つけないように配慮しながら、必要に応じて事実を伝えていくというスタンスが重要になります。このようなコミュニケーション姿勢を身につけることはなかなか難しいものですが、真摯な姿勢をもたないと相手に伝わります。真摯に向き合うことが前提なのですが、そのうえで、「それはなんですか？」という"What"に類する質問をすることが基本です。本人の話を詳しく知るための質問です。家についてであれば、どこにあるか、誰が住んでいるか、いつ買ったのか、興味をもって聞いていくと、本人の家に対する思いがみえてきます。実際に家に行くなど本人に確認してもらうことも有益な場合があります。もしかしたら骨が折れるやりとりと感じるかも知れませんが、それこそが専門性の1つであり、長い目で見たときに本人としても納得しやすいでしょう。

寄り添う視点　存在承認

　認知症の人は、自分がどこにいるか、今がいつか、場合によっては自分の名前も出てこなくなり、自分自身の存在そのものが揺らぎやすい状態です。自分がこれでいいのか、自分はここにいていいのかと不安になりやすいと言い換えることもできるでしょう。このようなとき、認知症の人の存在そのものを認めるという「存在承認」が大切です。人は何もしていなくても、極端にいえば植物状態になっても、存在する価値があります。例えば、家族であれば、なんとか生き長らえて回復してほしいと願うでしょう。このとき、家族は本人の存在そのものに価値を見い出していま

す。認知症の人が自分が不確かで揺らいでいるとすれば「私は、あなたがここにいてもらえるだけでうれしい」と伝えることが、認知症の人の助けになります。認知症の人が「自分はここにいていいんだ」「自分はこの人に必要とされているんだ」と思える機会が増えるように意識してみましょう。

> *from Hasegawa*
> 1．認知症の人をだます。
> 2．急がせること。
> 3．行っていることを止めさせる。
> 4．放任すること。
> 5．できることなのにさせない。
> 6．その人の心の体験を認めないこと。
> 　これらは認知症ケアの大切な中核を損なうものです。

—21 薬を勧めても飲んでくれません

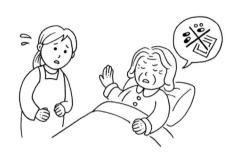

●●● 原因を考えてみましょう

1つには生活の中でさまざまな混乱があり不安になっている状態ということが考えられます。認知症がなくても混乱や不安があると新たな情報をシャットアウトしたくなると思います。また薬は治療のためのものですが、適切に使わなければ害になります。なんの薬かわからないものは飲みたくないでしょう。さらに、薬が多過ぎて飲みにくいということもあるかも知れません。また、飲んでも意味がないというような意欲の低下があるとすると、生活そのものに対する意欲をどう高めるかといった、服薬以上の視点が必要になると思われます。少々深刻です。併せて薬を勧めるときの勧め方も関係します。

●●● ケアのコツ

薬の勧め方は大切です。なんの薬なのかを説明したうえで、ゼリーやオブラートなどを使って飲みやすくするなどの工夫をすることも有効です。飲みにくそうであれば薬の形態を医師や薬剤師などに相談することも選択肢に入

ります。単に服薬を勧めるだけでなく、体調を確認しながら服薬してもらうことによって、その意義を感じてもらいやすくなります。また、不要な薬がないか相談・連携することも大切です。「飲まないとからだに悪いですよ」といった勧め方では、聞いた方は不快になり飲む気にならないかも知れません。子どもに接するような働きかけではプライドを傷つけます。

「飲んでも意味がない」といった様子がある場合は、生活全体の意欲低下を示しているものと思われます。心配事には前向きになれるような全体的なサポートが必要です。

寄り添う視点　悪性の社会心理

パーソンセンタード ケアの考え方では、強制したり、怖がらせたり、子ども扱いすることは「悪性の社会心理」といわれ、忌避されます。自分自身の働きかけがそのような働きかけになっていないか意識しましょう。

■悪性の社会心理

だます	本人の関心を逸らしたり、本人に何かをさせたり、言うことを聞かせるために、だましたりごまかしたりすること
できることをさせない	本人がもっている能力を使わせないこと。やり始めた行為を最後までやり遂げる手助けをしないこと
子ども扱い	無神経な両親が幼児を扱うように保護的態度で接すること
脅かす	脅したり、力ずくで、本人に恐怖心を抱かせること
レッテルを張る	本人とかかわるときや行動を説明するとき、認知症といった診療区分を主な分類として使うこと
汚名を着せる	本人をあたかも病気の対象、部外者、落伍者のように扱うこと
急がせる	本人が理解できないほど早く情報提供したり、選択肢を提示すること。本人ができる以上の速さで、物事をさせようと圧力をかけること
主観的現実を認めない	本人の経験している主観的現実、特に本人の気持ちを理解しないこと
仲間はずれ	物理的にあるいは心理的に本人を追いやり、排除すること
もの扱い	生命のない塊のように本人を扱うこと。本人に感覚があるとは考えず、押したり、持ち上げたり、食べ物で口をいっぱいにしたり、食べ物を口に流し込んだり、排泄させること
無視する	本人がその場にいないかのように、本人の前で会話や行為を続けること
無理強い	本人に何かを強いること、要求を覆したり、本人の選択の機会を否定すること

放っておく	願いを聞こうとしない、明らかなニーズを満たそうとしないこと
非難する	本人の行動や能力不足から起こる行動の失敗を非難することや本人が状況を誤解したことを非難すること
中断する	本人の行為や考えを突然妨げたり、妨げて不安にさせること。露骨に本人なりの行為や考えを止めさせること
からかう	本人の「おかしな」行動や言葉をあざけること。いじめる、恥をかかせる、本人を出しにして冗談を言うこと
軽蔑する	能力がない、役立たず、価値がないなどと本人に言うこと。本人の自尊心を傷つける発言などをすること

(トム・キットウッド(著), 高橋誠一(訳)：認知症のパーソンセンタードケア．pp85-87, 筒井書房, 東京, 2005 をもとに作成)

from Hasegawa

ケア職や専門職の方たちは、自分の年齢の2〜4倍も長く生きてきた高齢者の暮らしを支えることになります。そのときに大切なのはユニークな"その人らしさ"を尊い存在として、向き合うことです。

高齢者の視点に自分の視点を置いて、何を望んでおられるかを自分の感性を総動員して考えてみましょう。そうすれば私たちの認知症ケアはより豊かになります。

22 夜起きて、家中の照明を点けて回っています。どうしてでしょうか

●●● 原因を考えてみましょう

　この行為は家族などから見れば「どうしてそんな無駄なことを」と考えてしまう行動かも知れません。まず前提として、昼夜の見当がついていないという原因が考えられます。加えて、トイレを探したり、のどが渇いて冷蔵庫を探しているのかも知れません。また、どこにいるかわからなくなり、知っている人や場所を探しているという可能性も想定できます。

●●● ケアのコツ

　原因がはっきりすれば対策が立てやすいので、本人に何をしているか聞いてみることがまず必要です。トイレを探しているならば、夜にトイレの場所を特定しやすいような工夫ができるかも知れません。のどが渇いたということならば、目につきやすいところに飲み物を置いておいたり、寝室の湿度に注意します。

　それに加えて、夜に目が覚める原因についても考える必要があります。例えば、日中30分以上昼寝をしていると、夜寝つきにくくなりますし、部屋が寒かったり、布団が重かったり、湿度が低くてのどが渇くなど、環境の影響で目が覚める場合もあります。さらに、痛みや痒みなどの体調不良も考えられます。加えて脱水や薬物性のせん妄などの可能性は検討しておくべきでしょう。床に就いている時間が長いのに水分を摂っていないということは、実はありがちです。あるいは日中不安なこと、心配事があると寝つきは悪くなります。

　また、食事のリズムはからだのリズムに影響しますので、規則正しい食事をして、寝る前のカフェインなど、睡眠に影響を与える食物に注意すること

介護拒否・繰り返しのある人へのケア

も大切です。近くに寝ている人がいると時間の見当がついたり、安心感が得られる場合もありますので、これも対策として考えられます。また、日中活き活きと活動できているとからだが自然に疲れて寝つきもよくなります。そういう意味では、デイサービスの利用などを含めて日常的にからだを動かす機会をもったり、自分でできることはできるだけしてもらうことも大切です。なお、夜に照明のコンセントを抜いておくという対応は、電気の無駄にはなりませんが、本人を不安にさせ余計寝つけなくさせますので避けるべきです。また、朝起きて9時頃までにしっかりと太陽の光を浴びると、夜眠くなるホルモンが出やすくなります。朝起きたらカーテンを開け、しっかり朝日を浴びるようにしましょう。

> **寄り添う視点** 　生活リズムを整えるケア
>
> 　規則正しい生活をすることは、質の高い生活の基本です。しかし、認知症になると、時間の見当がつけにくく、生活が乱れがちです。意識的に夜しっかり寝て、日中活動できるようにケアをする必要があります。

23 介護を拒否し、叩いたりつねったりされます

●●● 原因を考えてみましょう

　認知機能が低下するとわからないこと、できないことが増えて慢性的に不安になる場合があります。声かけの理解も遅くなり、スタッフは「中村さん、車いすに移りましょう」と声をかけて介助したつもりでも、本人が"車いすに移る"ことを理解できる前に介助すると、本人としては「何をされるのか」と驚くことになります。何か介助される度に驚くようであればなかなか落ち着きません。加えて失語で相手が話していることがわからなかったり、あるいは、自分の伝えたいことが伝わらなかったりすると、周囲がよほど意識して配慮しないとイライラが募ります。そのような状況ではすぐに腹が立って、叩く、つねるなどの行動に至りやすいというのも仕方のないことでしょう。

●●● ケアのコツ

　叩かれたりつねられたりすると、介護する方も腹が立ったり悲しい気持ちになります。このようなときは自分のケアだけが悪いのではなく、チームメンバーそれぞれのケアで本人がびっくりしたり不安になったりという体験を知らず知らずのうちに繰り返しているのだという理解が必要でしょう。支援全体を通して、本人が驚いたり、しかめ面をしたり、怖がったりしている場面がないか、改めて日常のケアを観察してみることをお勧めします。移乗のときの介助のスピードが速くて怖かったり、声をかけても反応を待たずにケアをして本人が驚いたり、話すスピードが本人からしてみたら速かったりなど、改めて見直してみると、日々の繰り返しで丁寧にケアする意識が薄れ、本人を見ずに自動的にケアしていることに気づくかも知れません。ケアするときの本人の様子を意識するだけでも本人の不快が軽減される場合があります。

寄り添う視点　　BPSD は不快の蓄積によって生じる

　つねる、叩く、罵るという行為は、認知症だからではなく、生活の中での不快の蓄積の結果やむなく発信される本人のメッセージです。好きで暴力を振るう人はいません。そうせざるを得なくなった経過を捉えることが大切です。特に、コミュニケーションするときには認知症の人の表情やしぐさをよく見ましょう。そのうえで、短い言葉で話す、相手の反応をゆっくり待って話す、本人がわかる言葉で話すなど、相手に合わせて情報を伝えます。

from Hasegawa

　認知症ケアには作法があります。服装、態度、言葉づかいに配慮すること、同情（シンパシー）ではなく共感（エンパシー）をもつことです。高齢の方に接するときの礼儀を正しくわきまえて進みましょう。

24 デイサービスへの送迎がスムーズにいきません。いい方法はないでしょうか

●●● 原因を考えてみましょう

　デイサービスの送迎で車に乗ってもらえないのは、家族や介護職員からするとストレスを感じることです。介護家族の予定もありますし、送迎のスタッフも専門職としてなんとかデイサービスに参加してほしいという気持ちや、次の送迎に間に合うかといった気持ちになるでしょう。一方で認知症の人も大きなストレスを抱えているはずです。送迎車に乗らないのは、そもそもなんのために車に乗るのかわからない、という理由が考えられます。認知症の人は基本的に短期記憶障害がありますので、その瞬間の周りの人の動きを見てその都度状況を理解することが増えてきます。例えば、慣れない場所であれば、知っている人に確認したくなるのです。デイサービスに行くことは、本人のそれまでの生活習慣の中にないことなので、なかなか理解できにくいこともあると思われます。また、デイサービス自体は理解できているとして、デイサービスでの過ごし方や一緒にいる人の影響も当然考えられます。認知症だから拒否していると捉えがちですが、デイサービス自体がいやだったり、嫌いな人に会いたくないから車に乗らないということもあります。

●●● ケアのコツ

　認知症の人にとってデイサービスを利用する意味はたくさんあります。本人の社会的な交流を維持できますし、家族介護者にとっての休息が本人にとってもいい影響になります。まずは無理に勧めないことが大切です。介護職員が基本的に自分の意図に沿って動いてくれるという安心感があれば、前向きな気持ちも生まれます。逆にさせられることが多いと不安が強くなる場合もあるでしょう。認知症の人に「この人は知っている」「この人は不安にさ

せない」と思ってもらえるためにも、まずは顔見知りになるよう、繰り返し会う機会をつくります。認知症の人にとって、周りの環境がわからず、今何をしているかわからなくても、知っている人がいることが救いになります。試しの利用や家族の同行も含めて少しずつ安心感を得られるようにして、知っている人、わかることを増やしていきます。同じサービスを利用している友人の協力を得ることも有効です。

寄り添う視点　ポジティブ・パーソン・ワーク

尊重する、話し合う、共感をもって理解するといった行動は、パーソンセンタードケアでは、ポジティブ・パーソン・ワークとして活用することが強調されています。ポジティブ・パーソン・ワークは12種類に分類されています。

■ポジティブ・パーソン・ワーク

認めること	認知症の人が人として認められ、名前で呼ばれ、かけがえのない存在として肯定されること
交渉	認知症の人を他人の都合に従わせるのではなく、本人の好みや望みやニーズを聞くこと
共同	一緒に仕事をすること
遊び	遊ぶこと。目的のために行う仕事ではなく、活動すること自体を目的にした、自発的な行為
ティマレーション	感覚に訴えること、アロマテラピーやマッサージなどを通して行われる感覚的な相互行為
お祝い	祝うこと。人生が喜びに満ちていると感じるあらゆるときのこと
リラクセーション	リラックスすること
バリデーション	その人の経験の現実と力を受け入れること。主観的な真実を受け入れること
抱えること	安全な心理的空間を用意すること
ファシリテーション	本人の行為のうち失われた部分だけを援助すること
創造的行為	自分の培ってきた能力と社交術を使って社交場面で何かを進んで提供すること
贈与	認知症の人が手助けを申し出たり、贈り物をできるようにすること

（トム・キットウッド（著），高橋誠一（訳）：認知症のパーソンセンタードケア．pp158-162, 筒井書房，東京，2005 をもとに作成）

25 「あなたが財布盗ったんでしょ」といつも責められて気が滅入ります

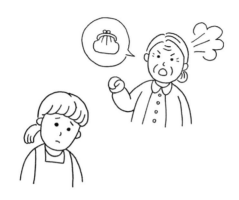

●●● 原因を考えてみましょう

　認知症になって「財布を盗られた」と誤解してしまう理由は、記憶障害によって自分が財布を置いた場所がわからなくなっている場合などが考えられます。お金は、生きていくためになくてはならないものです。自分で自分の責任を果たし、自立して生活したい人にとっては、思った場所にお金がないことは大きな不安になります。一方、介護者としては「なぜ私が盗ったと思うの？　私は信用されていないの？」と感じ傷つくでしょう。このように誰かのせいにしてしまう理由には、話の流れの過程で「この人が盗ったのかも」という猜疑心が生じている可能性があります。「自分は『盗られた』と思っているのに、相手がそれを認めないということは、あるいは…」と意図しない方向に発想が誘導されてしまっている場合です。それから、認知症の人が財布がないことを誰かのせいにすることの裏には、自分に対する自信のなさがあります。自分は間違っていないと思うために、誰かを攻撃したくなるのです。誰かを責めないと耐えられないほど、自分への自信が揺らいでいるのではないか、という視点でみてみましょう。

●●● ケアのコツ

　やりとりにおいては、まずは「財布がない」という事実を否定しないこと、そして、財布がないという訴えをいい加減に扱わないことが肝心です。本人の発言をできるだけ否定しないだけでなく、本人が責められていると感じないようなやりとりを心がけると、スムーズにできる場合が多いようです。例えば、介護者に「ちゃんとしまっておかないからよ」と言われれば「そんなことない！　ちゃんとしまった！」と思い、「さては盗ったな」との考えが浮かびやすくなります。一方、「それは大変、いくら入ってたの？　すぐにお金が必要な用事はある？」など親身な様子の相手に対して、「盗ったのでは？」という考えは浮かびにくいでしょう。また、親身になってくれる人がいると思えると、繰り返しは少なくなります。また、お金が気になっているということは、自分ができる方法で自分の生活を管理したいという意欲が保たれているということです。介護者による部屋の片づけは最低限に控えた方がいいでしょう。そして、どのようにお金を管理すると安心か本人と家族がしっかりと話し合いをしておくことをお勧めします。但しエピソード記憶の障害もあり、管理の仕方について話し合ったことを忘れますので、本人が気になったときには、その都度話し合って決めるというスタンスが肝要です。エピソード記憶の障害があっても繰り返しやりとりができると、納得できます。繰り返し説明するのは億劫かも知れませんが、結果として近道になるでしょう。

　また、認知症の影響があることはわかっていても、お金のトラブルにかかわるのはいやなものです。認知症の人の誤解について、周りの人に説明して理解してもらっておくと介護者としての自分にもゆとりができます。

寄り添う視点　　繰り返されることは本人にとって大切なこと

　「財布がない」という訴えだけでなく、認知症の人はさまざまなことを繰り返し訴えてくることがあります。介護者はうんざりすることも多いのですが、そのように繰り返されることに、本人のニーズが現れています。「ご飯はまだ？」という繰り返しには、「おなかが空いた」という以外にも、

「今がいつか、何時か知りたい」「ちゃんと自分のことを気にかけて、お世話してくれる人がいるか確認したい」という気持ちがあるのかも知れません。繰り返しにうんざりしてきたら、繰り返しの奥にある、本人のニーズを考えてみるのも１つの対処法です。

26 鍋を焦がすことが増えてきました。在宅生活が続けられるか心配です

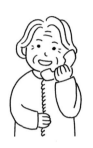

●●● 原因を考えてみましょう

　火の扱いに不安が出ると、在宅生活が続けられるかどうかの課題になります。例えば鍋を火にかけた後、電話がかかってきて調理のことを忘れ、鍋を焦がすというのは、記憶障害や実行機能障害が原因です。実行機能障害は、目的を設定したり、段取りを考えたり、実際に実施し始めて、状況に応じて修正したり、行動を維持し続けたり、終了したりといった、課題を達成することに関する機能の障害です。料理でいえば、献立を決める、人数分の材料を揃える、料理の手順を考えて実行する、足りない材料があれば別のものを使ったり、諦めたりするなど、課題達成に関する能力が低下してきます。1回の火の不始末が命取りになることもありますので、徴候がみられたらすぐに対策を立てることが大切です。本人も自分はできるという気持ちと、このままでは心配という狭間で葛藤しています。

●●● ケアのコツ

　IHなど火を使わない器具を使用するのが有効ですが、使い方の習得に時間がかかる場合があります。使うボタンにシールなどで印を付けるなどの工夫

をしながら、さまざまな機会で練習できるように計画しておく必要があります。今は、温度管理や吹きこぼれ防止などの安全装置が付いているガスコンロもあるので有効なこともあります。その場合は、ガスコンロのつまみなどの実際使うところを現在のものと同じにする、つまみなどの色が本体と異なり見やすいものにするといいでしょう。また、電子レンジなどで料理したり、配食サービス・宅配サービスを利用することも当然有効です。元栓を締めてガスを使えなくしてしまうと、本人が混乱してしまう可能性が高く、不安によって家族への電話が繰り返されるようになるなど、別のBPSDを誘発する場合があります。できるだけ早めに状況を捉えて、本人と十分話し合いながら本人が納得できる形を考えましょう。

寄り添う視点　本人を含めて決める

　認知症ケアでは、意思決定に認知症の人本人がおいていかれがちです。例えば、在宅生活を継続するかどうかについては、在宅生活のリスクや家庭の経済状態、本人の能力、現在得られているサポートや地域との関係を含めて考えることが多く、家族と専門職だけで議論が進むこともあるかも知れません。しかし、本人と一緒に考えることで、その後のケアがまったく変わります。在宅生活を続けたいかどうかはもちろんですが、そのことの確認にとどまるのではなく、本人が在宅生活で今困っていること、大切にしたいことなど論点を小さくしていろいろと議論できると、「コンロの使い方は練習するから在宅生活を継続したい」など本人なりの考えが得られる場合もあります。あるいは、結果として施設入居ということになっても、本人が納得してサービスを利用し始められると主体的に暮らしやすくなります。認知症の人の介護は、認知症の人に直接かかわることですので、何事も共有して相談して進めると、自分なりに力を発揮してもらいやすくなります。帰りたいという訴えの続いていた認知症の人がグループホームで丁寧なケアを受けて「私、ここでずっと暮らしたい」とスタッフに打ち明け、その後、帰りたいという訴えがなくなったケースもあります。

実行機能障害 とは

　実行機能障害は、中核症状の1つです。目的を決めること、目的達成のための計画を立てること、目的達成に向けた行動を継続すること、行動を評価し、評価に合わせて行動を修正・終了することなどが難しくなります。例えば、「歩く」「会話する」「ドアを開ける」「食べる」などの自動的な行動ではなく、「牛乳を買ってくる」「洗濯をする(洗って、干して、取り込み、たたむ、しまう)」「料理する」「掃除する」といった目的があって、段取りが必要な活動を達成することが難しくなります。

　牛乳を買ってくることで考えると、牛乳がないことに気づいて、牛乳を買おうと思い、どの店に行くか決め、着替えて、財布を準備して店まで行き、商品を選んで購入するといった、さまざまな手順があります。実行機能障害では、牛乳を買いに行くはずが、それがわからなくなったり、買い物に行くための準備が整えられずにそのまま出かけたり、財布

■「味噌汁をつくる」を例にして実行機能障害のサポートを考える

障害	起こる可能性がある障害の例	サポートの例
目標を決めること	・料理をしようと思えない	・「そろそろお昼ですから、料理をしましょうか」などと声をかける
目標達成のために計画を立てること	・残っている食材から、何をつくればいいか考えられない	・「味噌と豆腐があるから、味噌汁をつくりましょうか」と提案する
目標に向かって行動を継続すること	・何をつくっているかわからなくなる	・味噌汁をつくっていることがわかるような会話をする(「味噌汁の具は何が好きですか?」など)
	・お湯を沸かして、だしを取った後、どうすればいいかわからなくなる	・「豆腐を切りましょう」など、次にすることを伝える
	・途中で、トイレに行くと料理に戻れなくなる	・「続きに取りかかりましょう」などと言って、台所に誘導する
行動を評価して、修正したり、終了したりすること	・味噌汁の味見をして、薄いときは味噌を足すことが難しくなる	・「味見をしましょう」と声をかける ・「薄いようだからもう少し味噌を入れましょう」と声をかける
	・味噌汁ができたのに沸かし続ける	・「できたのでお椀によそいましょう」と声をかける

66

を準備できず行動が始まらなかったりします。さらに、目的の店に牛乳がなかったときに、ほかの店に行く、あるいは買うのを諦めるということができなかったりします。「過去」と「未来の予定」を踏まえて、今何をするかを判断したり、次に何をすればいいかわからなくなるのです。

　認知症の場合、これらは、記憶障害や注意機能障害によってより助長されます。逆にいうと、覚えていられるように目的や手順を書いたメモを用意したり、今何をしようとしているか、次に何をすればいいか声をかけたりするサポートは有効です。あるいは、1つのことに集中できるように、行動が止まるまでは声をかけないとか、落ち着いた環境を整えることによって、サポートすることができます。また、料理ではいつものところに食材や調味料があることも大切です。

27 洗濯物を干すのが難しくなってきました

●●● 原因を考えてみましょう

　洗濯は、洗濯物を洗濯機に入れ、洗濯機を操作するという手順があります。また終わった頃に洗濯物を取り出して干すという行為も必要です。認知症の人は実行機能障害により、手順を考えそのとおりに進めることが難しくなるため、洗濯のさまざまなステップで難しいことが出てきます。また服を干すという動作でいうと「失行」も影響します。失行は身体に問題がないのに、意図した行動ができないことをいいます。観念失行では、右手と左手で別の動きをする道具が使えなくなったり、道具の使い方がわからなくなったりします。観念運動失行があると自然な意欲をもとにしてであればできる動作も、声をかけて促されるとできなくなります。例えば、靴を脱ぐ動作を自発的にできる人が、「靴を脱いでください」と言われるとできなくなるのです。

　認知症になっても、日常生活をできるだけこれまでどおりに営み続けることは、さまざまな意味があります。これまでやり慣れていることはからだで覚えているので、認知機能障害があっても続けるのに苦にならず、続ければからだの機能維持にもなります。洗濯物を干す作業もいい運動です。洗濯物を干すときには1つの手でハンガーを持って、もう1つの手で洗濯物を持ち、ハンガーを洗濯物に通すという複雑な動作をします。洗濯バサミで洗濯物を挟むときも同様です。ねじれている洗濯物をもとの形を想像しながら、ねじれを戻していくのも、裏表や上下を考えながら作業するのは難しかったりします。

●●● ケアのコツ

　グループホームなどで一緒に洗濯物を干せるのであれば、本人のできる範

囲で手伝ってもらいましょう。もちろん、強制にならないように生活の中で自然に行うことが基本です。声をかけて促すのが難しければ、敢えて声かけして促すことはせず、ただ洗濯物を渡すだけでできることもあります。複雑な作業が難しければ、乾いた洗濯物を取り込む作業を担当してもらうこともできます。在宅でもできるところを見極めて、できないところはお膳立てしておけば、自分でできる場合があります。

> **寄り添う視点**　認知症の人の能力の発揮
>
> 　毎日ランニングをすると体力がつくのと同じように、認知機能も繰り返しによって維持・向上します。できることはできるだけ自分ですることで認知症の進行を目立たなくすることができます。掃除、洗濯、料理などはそのような能力発揮の機会と捉えることができますので、積極的に取り組んでもらうと、認知機能低下の予防に役立ちます。しかし、能力を維持することばかりに気を取られて、認知症の人の希望をそっちのけでなんでもさせてしまうと、却って本人のやる気をそいでしまうことになります。無理に押しつけるのではなく、生活の中で自然とできるようにしましょう。例えば、あるグループホームで食器の片づけはスタッフが行っていましたが、流し台が見える位置で食事をするようにしたら、自分で食器を流しに持って行ってくれたり、食器洗いを自ら始めるようになりました。能力を自分から発揮したいと思えるような環境づくりは、ちょっとした工夫でできるのかも知れません。

失行 とは　認知症の中核症状の1つに失行があります。失行とは、運動機能が損なわれていないにもかかわらず、動作を行うことができなくなることです。

　肢節運動失行は、動作全般がぎこちなくなることです。例えば、服のボタンをとめるのが難しくなったり、チャックの開閉が難しくなったりします。

　構成失行は、立体図形や絵の模写が難しくなります。また、観念運動失行は、習慣的な動作、象徴的な動作、単一の道具を使う動作にぎこちなさや誤りが出てきます。特に口頭や模倣で促すと難しくなるほか、

道具を本来の使用方法と異なる方法で使う(ハサミを金づちのように使う)ということもあります。口頭や模倣での動作が難しい場合は、本人がそのような動作をしたくなるようにさりげなく準備をすることが有効です。

観念失行では、例えば、釘を打ったり、お皿を持ってスプーンですくうなど複数の道具を使用することや、順序立てた動作(例えばお茶汲み)が難しくなります。

観念運動失行のように口頭や模倣での働きかけが却って逆効果になるような失行でなければ、動作を見てもらい、真似てもらうようにすることは有効です。

■失行の種類

肢節運動失行	動作が全般的にぎこちなくなる
構成失行	立体図形や絵が模写できなくなる
観念運動失行	道具を使わない習慣的な動作(手を振る、拍手するなど)、象徴的な動作(敬礼など)、単一の道具を対象とする動作(スプーンでスープをすくうなど)について、自発的動作はできるが、口頭や模倣で実施すること、実際に道具を用いるときに困難さが現れる状態
観念失行	複数の道具を用いる一連の動作が難しくなる。単一の動作はできても、複数の物品や順番があるとき、本来の順序とは異なった動作になる状態

(本田哲三(編):高次脳機能障害のリハビリテーション.第2版,pp131-133,医学書院,東京,2005を参考に作成)

28 ゴミ出しがうまくできません

●●● 原因を考えてみましょう

　ゴミ出しは在宅生活を継続するためには大切な活動です。認知症で、時間の見当がつけられなくなると今日が何年の何月何日なのか把握することが難しくなります。カレンダーを見ただけでは、「今日」を特定することが困難です。日めくりカレンダーにしても、短期記憶障害があれば、今日カレンダーをめくったかどうかがわからなくなります。また、ゴミ袋の場所がわからなくなったり、可燃ゴミと不燃ゴミが分けられなくなります。分別方法が変わって混乱するというケースもよくあります。

●●● ケアのコツ

　訪問介護の家事援助で対応する場合が多いと思われますが、ゴミ捨てだけで30分のサービスをすることに抵抗がある家族もいます。本人の能力を改めて捉えてみることが必要です。例えば、日付がわかるなら日付を表示する時計にしてカレンダーと並べて置けば自分で出せる場合もあります。単に、「今日はゴミの日だから不燃ゴミを出して」などの電話をするだけで解決する場合もあります。間違って出してしまう場合などは、本人の了解のうえ近所の人に協力してもらったり、ゴミ出しが難しいことを承知しておいてもらうだけで、トラブルになりにくくなります。ゴミ出し1つであっても生活行為であり、能力発揮の場ですので、自分でできることは、体力や認知機能、あるいは本人のプライドを維持する機会に知らず知らずなっています。本人の能力・意欲が維持できるかを意識した支援ができることが望まれます。

IADLのケア

寄り添う視点　インフォーマル・サポートとの協働

　認知症のケアは、介護保険制度だけで対応できるとは限りません。困ったときにはご近所の力を借りるということも必要です。このような制度に位置づけられない支援をインフォーマル・サポートといいます。協力してもらえる人としては、本人がそれまで培ってきた人脈や介護者の知り合いなどが挙げられるでしょう。認知症の問題は他人事ではなく、今や自分の家族の誰かは認知症になる時代です。そして、それらの身内が同じように近所や地域の支援が必要な状態になるかも知れません。認知症の人の介護の問題はみんなの問題であることを地域に理解してもらう方法として、認知症サポーターキャラバンなどが行われていますので、地域包括支援センターなどに相談して、地域で実施してもらってもいいでしょう。

29 高額の商品を購入しているようです

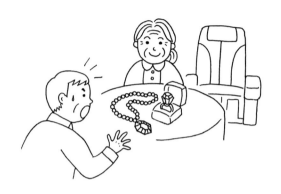

●●● 原因を考えてみましょう

　独居の認知症の人は、訪問販売などで貴金属、マッサージ機や布団、浄水器など高額なものを不必要に購入してしまう場合があります。お金を使い、商品を買うことは1つの能力の発揮といえます。また、物を買うということは多くの場合、人とのやりとりが生じ、社会とつながり、孤独を解消する機会にもなるわけです。人物の見当識障害で訪問販売に来た販売員と自分との関係がよくわからず、親しい間柄であると勘違いしたり、短期記憶障害により、ほかにも高額なものを購入したという事実を忘れたり、年金や貯金の額を勘案して購入すべきかどうかを総合的に判断するということが難しくなっていると、このような高額の商品を買ったり、契約をしたりするということが起こりやすくなります。本人の子どもであると偽って契約をさせる悪質なケースもあります。

●●● ケアのコツ

　高額な商品を買わないようにと伝えても買ったこと自体を忘れていれば、本人は納得できませんし、言い聞かせてその場はわかっても、次に改善されないケースも多いでしょう。自分のことをわかってくれないという気持ちが強まれば、わかってくれる人（訪問販売業者）とのやりとりを促進してしまう可能性もあります。そのためにはまず本人が孤立しないようにすることです。請求書を確認してクーリングオフを行う必要も生じます。社会福祉協議会が行う日常生活自立支援事業は、契約能力がある人が対象ですが、通帳を預かって日常的なお金の出し入れを支援してもらえるほか、クーリングオフの利用手続きの支援を受けることができ有効です。さらに、成年後見制度では、本人の意思決定能力などに応じて、法に基づいた行為の同意や取り消しを高齢者に代わって行うことができるほか、契約の代理人になることもできます。日常生活自立支援事業よりは報酬が大きいものの、最近では一定の知識をもった一般市民が後見人となる「市民後見人」の育成が徐々に始まっており活用することができます。

寄り添う視点　社会制度を知ろう

　認知症の人を支えるための仕組みや社会制度がさまざまありますので、それを知りうまく活用するように、社会制度にも関心をもつことが大切です。日常生活自立支援事業や成年後見制度もそうですし、本人が孤立しないという観点からは、認知症カフェの利用も有効です。認知症カフェは、本人・家族が介護の相談をしたり仲間と過ごすことができる場所で、最近多くの地域で開催されています。また、そのような地域にある社会資源を整理して、認知症の人が受ける支援の道筋を描いた「認知症ケアパス」も作成され始めています。市町村行政や地域包括支援センターで入手して、地域のサービスを知ると、介護の負担軽減、生活の充実につながるでしょう。

30 知らない間に外に出て行って、警察に保護されてしまいました

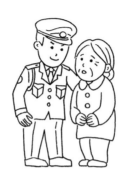

●●● 原因を考えてみましょう

　自宅から外に出て行って、戻って来られなくなると、場合によっては命の危険にもつながります。家族も専門職も心配になり、施錠などをしたくなりますが、自由に外に出られないことが本人を混乱させ、意欲を奪うきっかけにもなります。例えば前頭側頭型認知症の人が知らない間に外に出るので鍵を付けたら、2階の窓から飛び降りて骨折してしまったということもあります。無理に閉じ込めるのではなく、むしろ、本人の能力を把握し、環境を整えて危険をなくす方向で考えていく方が、負担や危険が少なくて済むでしょう。

●●● ケアのコツ

　まず、何をしに外に出たかを理解することが必要です。スーパーに買い物に行く際に迷ったのか、何か思い立って外に出たのかということによってもケア方針は変わります。また、いつもの道が工事中で、1本違う道を通ったために迷ったとしたら、本人の能力低下というよりも環境の影響が強いとい

えます。迷った理由をできるだけ明らかにすることも必要です。日頃から外出先を把握しておいて、最低限の連携が取れるといざというときにスムーズです。GPSやバッグのキーホルダー、指輪、靴などさまざまな形で場所が確認できる道具もできていますので、それらを活用するのもよいですし、見守りSOSネットワークがある地域では、仕組みの活用も検討できます。但し、GPSなどは本人が使いたいと思えるように説明し、理解を得たうえで使うようにしなければ、結局はいざというときに使われません。本人とともにどのように対処するか考えることで、本人自身の注意や努力も引き出すことができます。

寄り添う視点　　生活の営み自体をケアとする

　自分の1日の生活を思い出したときに、外に出ない日は年に何日あるでしょうか？　一方、認知症の人は年に何回外出しているでしょう？　そう考えると、外に出ることは生活の中に組み込まれて然るべきです。日常生活の見直しのポイントになるかも知れません。認知症ケアはどうしてもBPSDの軽減に焦点があたりがちですが、むしろ、外出も含めた日常生活を認知症があってもできるようにすることで生活を活き活きとしたものにすることが、結果としてBPSDを出にくくします。季節の行事や地域の行事、あるいはIADL（instrumental activity of daily living；手段的日常生活動作）にあたる買い物、料理、掃除、洗濯、またそのほかの娯楽が一人ひとりの生活に入っているか、見直してみてもいいでしょう。

31 レビー小体型認知症と診断されました。どのような点に注意が必要でしょうか

●●● 原因を考えてみましょう

　レビー小体型認知症は、大脳皮質などにレビー小体という特殊な蛋白質が溜まり、認知症の症状を呈するようになる疾患です。レビー小体はパーキンソン病の原因でもあり、脳幹にレビー小体が蓄積されるとパーキンソン病となり、大脳皮質などに拡がっているとレビー小体型認知症の症状をみせます。そのため、レビー小体型認知症の人はパーキンソン症状が出てくる場合が多々あります。そのほか、症状の1つとして幻視が挙げられます。幻視は、子どもや動物、虫などが多く、本人からはその様子が具体的に語られるため、介護職員が驚くこともしばしばです。実際にいない人がいると思い込んだり、介護している配偶者を本人に似ている別人と思い込んだりといった、人に関する誤解がみられることもあります。さらに、一過性の意識消失が起こる場合も多く、特に食後の意識消失は誤嚥や窒息につながる危険もあります。また、活発になるときと活動性が低下するときが極端に変わることがあります。この変化は1日の中で繰り返されることもあれば、数日、数週間、数ヵ月単位で繰り返されることもあります。

●●● ケアのコツ

　幻視は、本人の受け止め方が重要で、不快や不安につながっていなければ無理に注意を向ける必要はない場合もあります。幻視に触わると消えることがあるため、本人が気にしている場合はそのような対応を取るとよいでしょう。また、コンセントが蛇に見える、ハンガーにつるしてある服が人に見えるなどの「誤認」もあり、そのような場合は誤認しやすいものを周りに置かないといった配慮が効果的です。

意識消失については、食後急激な血圧の変化が起こるような行動を避ける必要があります。できれば、食後30分程度は活動を控えてゆっくりしてもらう方が安全に過ごせます。活動的なときとそうでないときの浮き沈みがあるという点については、パーキンソン症状もあると、活動性が急に上がったときなどに転倒のリスクが上がります。関係者でリスクについて対応を協議・共有しておくことが重要です。

寄り添う視点　原因疾患を確認しましょう

認知症の原因となる疾患はさまざまです。認知症の人の原因疾患を理解したうえでケアができるように心がけます。できるだけ早めに受診し、専門医の鑑別診断を受けましょう。「認知症」や「老人性認知症」というのは病名ではありませんので病名の特定をします。病名の特定をする鑑別診断は、専門の経験と設備の整った病院で行います。一方、日常的な診療は大きい病院よりも、かかりつけ医の方がスムーズです。専門医とかかりつけ医の連携は病診連携などといわれて体制づくりが進められていますが、必ずしもスムーズでない場合もあります。家族がソーシャルワーカーなどと相談して、適切に鑑別診断を受けること、そして、鑑別診断の後は結果がかかりつけ医に適切に引き継がれることが大切です。

32 前頭側頭型認知症の人が生活に馴染めず困っています

●●● 原因を考えてみましょう

　前頭側頭型認知症は、脳の前頭葉および側頭葉を中心に病変がみられる種類の認知症です。主な症状の1つに常同行動があります。これは、特定の生活行為を繰り返し行う場合や、同じ場所を何度も繰り返し移動する常同的周遊のほか、同じものを食べたがる場合もあり、無理に妨げられると本人は強い不快を感じます。施設・事業所の生活に無理に合わせてもらおうとすると、本人のそのようなこだわりと合わず、激しく介護を拒否され非常にケアしにくい人と思われてしまうことがあります。

　また、社会的に不適切とみなされる行動について、抑制が効かなくなる場合があります。例えば、初対面の相手に対して、「笑顔が気持ち悪いね」「太っているね」などの発言をしたり、万引きや信号無視といった行動もみられます。これは前頭側頭型認知症の症状であり、本人の人間性や性格の問題ではありません。どんな人でも、例えばスラッとした人を見たときに、「やせている(ように見える)」と感じることは妨げられません。認知症がなければ、生活の中で培った無意識の抑制が働いて、例えば話す相手の体型についていきなり「やせてますね」などとそのまま言葉にすることはないのですが、そのような行動を抑制したり、判断したりする機能が低下してしまうのです。

●●● ケアのコツ

　身体的・社会的に不適切なこだわりがある場合には、介護者が無理に行動を妨げないようにしながら、別の事柄に興味・関心が向くように誘導するようにします。前頭側頭型認知症の人は、目に入った文字を意味なく言葉に出すというように、外からの刺激に影響を受けやすいという特徴もあります。

無理に妨げず、興味を誘導する工夫をしてみましょう。但し、本人あるいは他者に害がなければ、常同行動を無理に制止しようとする必要はありません。常同行動を受け止めて、それに合わせた生活ができるようにすれば、本人も気持ちがいいですし、介護職員や家族も楽に介護ができます。うまく本人のこだわりを受け止めて、本人に合わせた生活のスケジュールが組み立てられれば本人はストレスなく過ごせます。

　繰り返しになりますが、抑制が効かずに物を盗ってきてしまったり、あけすけな発言をしてしまったりといった行動は、人に本来備わっている判断力が、疾病により低下することにより生じるものです。普通は処理できるはずの情報が脳の機能低下によってうまく処理できないのです。前頭側頭型認知症によって脳の機能低下が起こると、誰しも多かれ少なかれそのような行動が出てしまいます。専門職はそれを理解して割り切って対応する必要があります。介護計画としては、前頭側頭型認知症の特徴を活かして、生活を規則正しく、本人の希望に沿って整えること、あるいは抑制が効かなくなることについて、関係者の共通認識とサポート体制を築くことがポイントです。

寄り添う視点　医学モデルと社会モデル

　本人が周囲の状況に合わせられないときは、周囲の状況を本人に合わせるという発想でケアする必要があります。このような考え方を、本人を取り囲む社会を変えるという意味で、社会モデルといいます。例えば、施設で認知症の人が自分の部屋がわからないとき、医学モデルの考え方では、本人に何度も教えて部屋の場所を覚えてもらうようにします。一方、社会モデルでは本人が自分の部屋だとわかるよう、表札を文字でなく写真にしたり、自分のものだと本人がわかっている家具や飾りをして本人の周りの環境を変えます。本人に医療やリハビリテーションなどで直接アプローチするのが医学モデル、本人以外の環境にアプローチするのが社会モデルです。これらのどちらがいい・悪いということはなく、両立させることが大事です。例えば部屋がわかるようになるために、本人に覚えてもらいつつ環境をわかりやすくします。

33 コンビニから勝手に物を持ってきてしまいます

●●● 原因を考えてみましょう

　これは前頭葉の機能が低下していることによって起こる行為で、前頭側頭型認知症の人やアルツハイマー型認知症が進行した場合、血管性認知症で前頭葉に病巣が拡がっている場合などにみられます。障害がない人は、コンビニに行って商品を眺めてチョコがほしいと思ったとき、「今持っているお金で買えるか」「夕飯までどれくらいの時間があるか」「今日は食べ過ぎていないか」などたくさんの条件を考慮して、今必要かどうか瞬時に判断し、不必要であれば買うのを我慢します。しかし、前頭葉の機能が低下すると、このようなたくさんの情報を処理して総合的に判断するのが難しくなるのです。結果、「チョコがほしい」と思ったら棚から取ってポケットにしまい、介護者も気づかないうちに店の外に出てくるということになります。

●●● ケアのコツ

　まず、病気の症状と本人とを切り離して考えることが大切です。「罪を憎んで人を憎まず」という言葉がありますが、このような症状ではこの視点が非常に重要です。さまざまな行動や発言は、抑制が効かなくなっているために起こっているのです。物を見て手に取りたいという欲求が発生すると、盗みたいと思っていなくても手に取って持ち出してしまうのです。結果的に盗んでしまった状態になっているわけですから、このことを否定するのは、本人にとってはストレスを高めるだけであり、悪循環です。介護者は気づいたときには、本人に話して必要なものであれば購入し、不要なものであれば本人と話し合ってもとに戻すようにします。それでも知らないうちに持ってきてしまうことがあると思いますので、できる限り理解できる人を周囲（特に

よく買い物をする店舗)につくっていくことが必要ですし、介護者や店員が気づかないうちに物を持って帰ってきたときの対応を決めておきましょう。例えばあるグループホームでは、前頭側頭型認知症の人も一緒に買い物にスーパーに出かけることが日課でした。グループホームでは症状が出る前から、スーパーの店長にそのような可能性があるということを伝え、「極力持ち出さないように注意する」「万が一持って出てしまったときは、店長に連絡して返却する」という打ち合わせをして、実際に電池を持ち帰ってしまったときに、すぐに返却できたという事例もあります。

寄り添う視点　問題の外在化

一般に物を盗んだら、「盗んだという行為」は「盗んだ人」と切り離されず、盗んだ人の罪とみなされます。しかし、認知症ケアの場合には必ずしもこれは当てはまらず、認知症の症状によって生じる行動とその人そのものを分けて考えることが大切です。これを問題の外在化といいます。「お金を支払わずに商品を店の外に持って来てしまった」という事実はあっても、それは本人が悪い人だからではなく、障害によって判断力が低下しているからなのです。

34 認知症の人同士の関係がこじれているようです。うまく対応する方法はないでしょうか

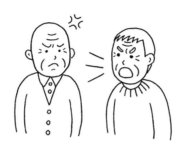

●●● 原因を考えてみましょう

　認知症の人同士の関係については、ひとまず2人が合わないのであれば、顔を合わせないようにするといった対応が多いかも知れません。それは1つのケアの方法で活用されるべきですが、そもそもの問題が解決しないため、その場しのぎで終わってしまうことになるでしょう。大切なのは、なぜそのように関係が悪化するかという点です。特に認知症の人同士のトラブルの場合は、一人ひとりに対するケアを見直すことが必要です。

●●● ケアのコツ

　例えば、認知症の人の認知機能が低下してきていて、スタッフや家族とのコミュニケーションがうまくかみ合わずイライラしている状態のため、それまで楽しむことができた趣味活動などにも満足できなくなってきているとします。そのような場合は、その認知症の人同士の関係を考える前に、本人とスタッフとのコミュニケーションの仕方を見直したり、本人の今の能力に合わせて楽しめるように趣味活動の実施方法を改善できないか検討したり、思い切って新しい楽しみを見つけられるように工夫したりすることが大切で

す。他者にあたるというのは、自分に不安や不満があるときです。心配事やストレスが減り、自分自身が安定することによって、他者の行動や発言がそんなに気にならず、物事をゆとりをもって捉えられるようになります。逆に認知症の人同士のトラブルの場面に焦点を当て過ぎると、みんながそのことを意識してしまい、ぎくしゃくしてしまいます。専門職チームのメンバーが、それぞれの認知症の人についてトラブルの場面で気づくことや、トラブルの場面とは関係なく、生じている変化、困りごとを改めてチームで考えたり、あるいは観察してみることで気づくことを探してみてもいいかも知れません。また認知症の人同士のトラブルは、相手を何もできない人、わからない人と思うからこそ生じているときもあります。本人なりにできること(配膳でもテーブルの拭き掃除でも)をしてもらうことによって、認知症の人が責められなくなるケースもあります。

寄り添う視点　本人の能力を細かく捉える

　認知症の人は、生活の中でどうしてもできないことが出てきます。しかし、よく観察するとさまざまなできる能力を有しています。例えば、お茶汲み一つをとっても、「この人はお茶を淹れることができない」と捉えてしまいがちですが、お茶汲みは、「お茶っ葉と急須を準備する」「ふたを開けてお茶っ葉を急須に入れる」「急須にポットからお湯を注ぐ」「ふたを閉めて湯呑みにお湯を注ぐ」などといった、細かい動作の集合です。お茶っ葉の場所もポットの使い方もわからなくなっていたとしても、急須から湯呑みにお茶を淹れるという動作だけはできるかも知れません。認知症であっても、生活の動作を細かくみるとできることがあるのです。このようにできることを見極めて取り組んでもらうことで、さらに本人のできることが増える場合が多々あります。このように本人の有している能力を生活機能といいます。アルツハイマー病といっても、その人によって維持されている生活機能はさまざまです。一概にアルツハイマー病による認知症だからお茶汲みはできないなどと捉えられないのです。

35 あることないこと噂をして困ります

●●● 原因を考えてみましょう

　認知症になると何もできなくなるのではなく、軽度のうちは特にさまざまな能力が維持できていますので、ご近所づきあいなどは記憶障害などをうまく取り繕ってやりとりできます。一方で認知症が進行してくると、ストレスも出てきます。例えば、「うちの嫁は食事も満足に食べさせない」「財布の中からお金を盗っているようだ」といった噂の形で表出されることもあります。そのような噂がまことしやかに流れると親戚にまで間違った情報が伝わってしまい、いつもは音沙汰ない親戚が「どういうことだ」と訪問してくるケースもあります。結果、家族介護者が「これだけやっていてもわかってくれないのなら1人でやってやる」と余計に介護を抱え込んでしまえば、家族介護者はさらに追い込まれてしまいます。本人には悪気はないのですが、日々介護に苦心している家族介護者にとっては、心を折られるような出来事です。

●●● ケアのコツ

　本人がご近所に「食べさせてくれない」などと言って回るという場合は、世間体を気にせずに、認知症のことをご近所にわかってもらうことが肝心です。わかってもらうだけでも、家族にとっては負担軽減になりますし、本人にとっても家族介護者に負担をかけるのは本意ではないでしょう。家族である自分が我慢すればという気持ちになると、在宅での介護がつらくなる場合が多く、しばらくは我慢できても長続きしませんし、心にしこりが残り施設入居に至ったとき家族が訪問しなくなるなど、後々の関係に影響することもあります。家族会などで、ほかの家族や専門職に相談したり、話を聞いてもらうと同時に、ご近所にサポーターになってもらうことを考えます。もしかしたら、

家族支援

ご近所の人も同じように認知症の人を介護する状態になるかも知れません。そういう意味ではお互い様です。パーソンセンタード ケアの「パーソン」は、認知症介護にかかわる全員のことを指します。関係者全員の負担を公平に軽減することを考えることが大切です。現在は認知症サポーター養成講座という一般市民や企業などが認知症に関する講義を受けて基本的な知識や考え方を学ぶ機会が広がっています。ご近所にさまざまな説明をするのに気が引けるようであれば、専門職と相談して、そのような機会をもつことも有効かも知れません。

寄り添う視点　ソーシャル・キャピタル

関係性の構築は財産（ソーシャル・キャピタル）だという考え方があります。地域のさまざまな行事やイベントに関心をもって参画することでできた人間関係は、その後の別の人への支援で役立つなど、財産として活用できる可能性があります。逆に、認知症の人本人もそのような目に見えない人的な資源としての財産を蓄えているかも知れません。そういった意味では、認知症の人が住み慣れた地域から移り住むことは、その人の財産を奪うことになるかも知れないのです。本人のソーシャル・キャピタルを活かす視点をもちましょう。

from Hasegawa

家族は介護でうんざりのことが多いはずです。「毎日の介護は大変ですね」とは、誰からも言われることですが、もう一歩踏み込んで「よくなさいますね、私にはとてもできませんが…」などと誉めてあげましょう。きっと元気が出るのではないでしょうか。

36 夫が妻に暴力を振るっています

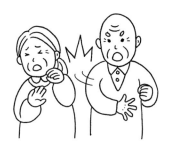

●●● 原因を考えてみましょう

　夫婦間での暴力は、周囲としてはなかなか介入しにくい状況です。夫婦関係はそれぞれで、1つの物差しでは理解できないからです。しかし、少なくともお互いに暴力を振るうような状態はできる限り避けられなければなりません。男性が女性を殴るという事態は、倫理的に男性が非難される状況ですが、認知症の人の支援については、誰かを悪者にするのではなく、状況をしっかり理解することから始めたいところです。例えば、認知症の人に対して、主介護者である妻がさまざまなやりとりの中で、「さっきも言ったでしょ」というような、認知症の人をイライラさせるような場面などがあったとしたら、一概に認知症の人だけを責めることは難しいかも知れません。一方、当然ケアをする家族を責めることもできません。専門職であっても繰り返しの訴えに対する対応にはストレスが溜まるものです。家族同士であればなおさら、そのあたりの配慮は難しいでしょう。さらに背景として、例えば介護しない親戚が介護の状況を十分理解できないまま、ねぎらいもなくさまざまな助言をしてくるかも知れません。それによって妻としても「助言をするくらいなら手伝ってくれ」と思えば、さらに夫の介護に対する余裕がなくなるでしょう。あるいは、娘からも「父(夫)を否定しないように」などと助言を受けてい

る場合もあります。すなわち問題が入り組んでいて、このケースでは、認知症の人に「暴力を振るわないで」と伝えることも、単に妻に対して介護指導をすることも却って状況を悪化させることが予測されるのです。

●●● ケアのコツ

　家族同士の関係は微妙なバランスで成り立っていますので、まずはそれを理解することが大切です。その場合、在宅サービスに携わる1スタッフが単独で動こうとしても限界があります。例えば次頁**上図**のように専門職のアドバイスが、却って娘や妻を追い込み、負担をかける要因になることもあるのです。介護支援専門員も含めて、本人・家族を交えてケアや介護負担について話し合いをもつ機会をつくることが有効と思われます。専門職として誰にどのようなかかわりが可能かを考えてみましょう。**下図**のように家族の立場を認め、肯定的な面に焦点を当ててねぎらうことは有益な場合が多いようです。専門職が間に入るのが難しいならば、家族会に娘が参加し、家族介護者を支える家族の心構えなどを聞くことによって事態が好転することも考えられます。

寄り添う視点　システムを読み解く

　家族やチームは複数の個人がお互いに影響を与え合いながらバランスをとって成り立っています。

　夫の暴力など目に見える個人の問題を解決しようとする前に、周囲の問題（妻の介護や妻を追い込む環境など）を冷静に分析することが、本質的な問題解決にとって有効な場合が多々あります。

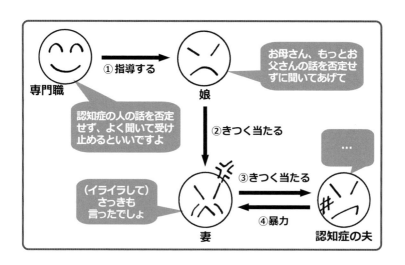
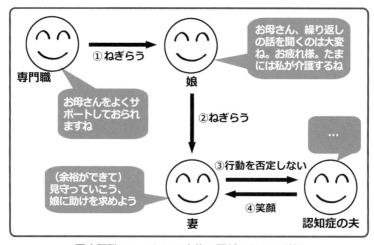

■専門職のかかわりが家族の関係に与える影響

37 家族の面会が少ないように思います。もっと来てもらえるように声をかけたいのですが

●●● 原因を考えてみましょう

　家族というのは誰にとっても特別な存在です。少なくとも家族だけは自分のことを大切に思ってくれているという安心感は何物にも代え難いものがあります。介護職員は家族の代わりにはなれないので、家族が面会に来たときの本人の様子から、もっと家族に来てほしいという気持ちを多く抱くかも知れません。一方で、家族はさまざまな経過を経て入所にたどり着いています。必ずしも良好な関係を維持してきているとは限りません。また、家族も自分の生活を抱えています。その生活を維持する中でどのように認知症の人（配偶者あるいは親）と向き合うかは、家族の問題です。ほかの家族と比較して、多い・少ないを単純に比較することはできないのです。

●●● ケアのコツ

　まず家族に対してはより深く理解することが大切になります。どのような経緯で施設入所に至ったのか、入所できたことをどのように感じているのか、どのようにかかわっていきたいと思っているのか、そういったことを理解・共有しておくことができれば、それだけで家族としても安心できる場合があります。スタッフに立場を理解してもらっていると思えると、訪問しやすくなるはずですし、逆にスタッフからの面会に来てほしいという要求が多いと思えば、面会に行ってうるさく言われるのはいやだなという気持ちになるかも知れません。
　施設などで快適に過ごせているようであれば、そのことを伝えることで、「施設に預けてしまった」という家族の後ろめたさを軽減できる機会になります。逆に、在宅との差にがっかりされる場合もありますが、本人の状態がい

いということは、家族の選択が間違っていなかったという見方もできます。

なお、面会が多過ぎて帰宅願望が強くなり過ぎるから面会を制限してほしいと思うのは、スタッフが自分たちのケアのことしか考えられていない状態といえます。認知症の人は家族にいつでも会える方が入居を受け入れやすいでしょう。

> **寄り添う視点** 関係者の価値を認める
>
> パーソンセンタード ケアでは、関係者の価値を認めるということが大切にされます。家族についても、面会が少ないという見方よりも、家族がいてくれることの認知症の人にとっての意味や、時間を割いて来てくれることの価値をみることがいい循環を生み出すでしょう。

38 家族から拘束してほしいと求められます

●●● 原因を考えてみましょう

　身体拘束は、事態が差し迫っているときに（切迫性）、ほかに方法がない場合（非代替性）、終了の目処を定めたうえで（一時性）あれば、実施が認められる場合がありますが、現在原則として認められていません。拘束してほしいという希望はいきなり発生するのではなく、家族なりの葛藤がある場合がほとんどです。本人にけがをしてほしくないという理由が多いと思いますが、BPSDが激しく、スタッフやほかの利用者など周りに迷惑をかけるのは申し訳ないという場合もあります。本人は身体拘束を受ける理由がわかりませんので、強い不安や不快を抱く場合がほとんどです。理由もわからないままからだを動かすことができないので、無力感にさいなまれ、意欲がどんどん削がれます。また、一度拘束をすると体力も低下しますので、拘束を解いた後にからだを動かそうとしても思うように動かず、転倒してしまうことも起こってきます。

●●● ケアのコツ

　家族にはまず、身体拘束は原則として認められていないことを理解してもらう必要があります。家族としては、本人に大きなけがをしてほしくないという思いが強いものと思われます。拘束をしてほしいと思うに至った経緯についてしっかり聞いてチームで共有する必要があります。背景の1つとして、認知症の人の転倒などの事故が繰り返されている場合は、転倒への対策が必要です。転倒が起こった状況を振り返って対策を立てます。本人は何をしたくて転倒に至ったかがわかれば、その意欲を危なくない方法で満たすことが対策になります。例えば、認知症の人が昔からの習慣で節電のため寝る

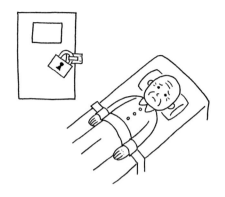

前にこたつのコードをコンセントから抜こうとして転んだとすれば、コードを抜かないように言うのではなく、電源のコードの位置を変えたり、コンセントの周囲にある邪魔な家具をどけたりということが対策になるでしょう。また、事故が起こったときのスタッフ体制や物理的環境などについても工夫できる可能性を検討できます。拘束をなくすためには、経営者・管理者のリーダーシップが不可欠です。事故が起こった際の対策を検討する時間さえもてなければ、悪循環が起こるのは必定ですし、家族に対する説明も不十分なものになるはずです。

寄り添う視点　家族とのコミュニケーション

スタッフが家族に対して、認知症の人が迷惑をかけて申し訳ないと思わせるような働きかけを知らず知らずにしていると家族からこのような申し出がある場合もあります。例えば、転倒した、歩けないのに立とうとする、知らない間に外に出てしまうという事実だけを伝えれば、十分な経験のない家族は縛ったり閉じ込めたりするしかないと考えるかも知れません。誤解を与えていないか意識してチームで確認してみましょう。

39 入浴介助の際、数カ所にあざを見つけました。虐待かも知れません。どうすればいいでしょうか

●●● 原因を考えてみましょう

　虐待は、認知症の人も虐待をする家族もそれぞれの心とからだを傷つけます。命にかかわることもあるので早急な対応が必要です。からだに複数個所のあざがあることについては、虐待が疑われる事案ですが、すぐに虐待と断定することはできません。また、虐待の対応は市区町村の責任の下で行われることになっており、単独の事業所や1スタッフで判断・対応する問題ではありません。しかし、さまざまな情報をもとにして、虐待の有無を判断して対応しますので、飲んでいる薬や皮膚の強さ（あざのできやすさ）、あざのある場所、あざについて本人に聞き取った内容やそのときの様子などの情報は、整理しておく必要があります。専門職が虐待の可能性に気づいた場合には、そのことを市区町村に通報する義務があります。通報せず独断でかかわれば、虐待をしている家族を追い込むことになり、却って事態を悪化させます。例えば不用意に近所に虐待について聞き取りをすれば、あの家では虐待が起こっているという誤解が広まる恐れもあります。それが虐待をしている本人に伝われば支援も難しくなります。

●●● ケアのコツ

　虐待が疑われる場合には、市区町村を含めて対応を検討します。市区町村の責任であるからといって丸投げするのではなく、適切に連携を取りながら解決を目指すべき事案になります。虐待に至ってしまった家族介護者は非難されるべき存在ではなく、家族介護者も含めて支援の対象となります。地域包括支援センターを中心にして、認知症の人と家族介護者双方に対して支援が行われます。

虐待が起こらないようにするためには、家族になんらかの形で認知症についての理解を得る機会をもってもらうことが必要になります。また、家族は必ず介護をしなければならないということはなく、家族で介護するかどうかは家族の主体的な判断により選択されるべきです。「自分が介護するしかない」とやむを得ず介護をしているとすると、介護にストレスを感じやすくなります。家族の選択により可能な範囲で家族による本人へのケアが計画されていることが重要であり、そのためには専門職がちょっとした時間の中で家族介護者とコミュニケーションをして話を聞いたり、支持的な声かけなどをしながら様子を把握しておくことが実は大切です。

寄り添う視点　虐待をしていた人へのフォロー

　虐待が疑われるケースでは、虐待かどうかを判断するのではなく、市区町村行政を含めた関連機関とスムーズに連携することが大切です。また虐待をしている人は自覚がないか、あるいは「システムを読み解く」の例（88頁）のように、全体の状況の中でその人にしわ寄せが来て追い込まれている場合がほとんどです。虐待自体は起こらないようにすべきですが、虐待をしたことと虐待をした人とは切り離して考えるべきです。虐待の場面を見てしまったとき、専門職として虐待をしていた人にどういう対応をするでしょうか。あるソーシャルワーカーは虐待の起こっている場面に遭遇してしまったとき、虐待をしていた人に対して「そこまで追い込まれていたのに気がつかなくてすみません」と声をかけたそうです。ケアチームには、支援の対象となっている家庭で虐待が起こらないような予防的な視点も必要です。虐待であった場合もそうでなかった場合も、迅速な連携がその後のケアに大きく影響します。

40 スタッフに認知症の人本位のケアをするように伝えますが、なかなか伝わりません

●●● 原因を考えてみましょう

　認知症の人のケアは、認知症という症状についての知識をもったうえで、相手の気持ちに配慮しながら、どうすればいいか個別の状況に応じて考えて判断しケアしなければなりません。帰りたいという訴えはなくなったけれどよく考えるとほかの人との会話もなくなったというように、BPSDがよくなったように見えて実は状態が悪くなっている場合もあります。本人に尋ねても答えられないことが多いため、「よいケアとは何か」という問いにも簡単に答えが出ません。認知症の人にとってよいケアをする技術は一朝一夕では身につきません。ですから、スタッフ教育においては、焦らず教えるということが大切です。一方で、認知症の人に対してプロとしてケアをしているわけですので最低限のケアは適切に実施できなければなりません。まず「教える」という観点では、教え方の具体性が大切です。「認知症の人本位のケアをしましょう」と言うのは簡単ですが、それを現場でそのまま使おうとしても、認知症の人から食べたくないという話があった場合に、「認知症の人が食べたくないと言うので食事は提供しませんでした」というように、言ったことが誤解されて伝わることもあります。

●●● ケアのコツ

　スタッフが全然わかってくれないと嘆く前に、教える側が教え方を磨いていく必要があります。「利用者本位のケア」は大切なことですが、ケアとして具体化していこうとすると不明な点が多々出てきます。基本的なことを教える場合にはできるだけ条件を整理したうえで、具体的に理解がズレないように伝えることが大切です。例えば、「認知症の人から食欲がないと訴えがあっ

たときには、体調が悪いところがないか聞いてください。また、何か心配なことがないか尋ねてください」と、条件とそのときの行動を伝える必要があります。教えた相手がメモを取っていなければメモしてもらうように伝えた方がいいかも知れません。そのようにして、自分の教え方を見直していくことによって、伝わらなかったことも伝わる場合があります。

　自分が成長してきた過程を思い出してみましょう。初めから高い技術をもっていたわけではありません。自分と同様、スタッフも少しずつ成長します。

寄り添う視点　自分のケアを言葉にして説明する

　ケアの方法を伝えたいときには、その手順を文章にして箇条書きにしてみるといいでしょう。箇条書きの例としては、次頁の**表**のような例が考えられます。加えて、スタッフを観察したり、あるいはスタッフに書いてもらったりして、同じ場面で、どのようにケアをしているかを整理したうえでスタッフに伝えると、教える内容がスタッフに合った内容にまとまります。なお、伝える際には、そのようなケアをする理由を伝えると、応用が利きやすくなります。**表**では波線の部分が共通していますが、上司である私に比べて、新人スタッフは十分ケアができる状態ではなさそうです。このように文字にすると、自分ができて、新人スタッフができていないことが明確にわかります。このように整理した後には、できていないことで優先順位が高いことを説明します。できていないことをすべて伝えても新人スタッフは覚えられないでしょうし、ケアに対するモチベーションが著しく下がる可能性もあります。例えば**表**の例の場合であれば、「体調について確認できたのはよかったですね。次は本人の不安や不快について尋ねたり、あるいは表情を観察できるといいかも知れません。また、同じようなことがあったらフォローするので教えてください」など、優先順位をつけて、できていることを認めながら伝えます。①書き出してみて自分のしていることを言葉にする、②一度にたくさんではなく、優先順位をつけて伝える、③できている部分を認める、ということを意識してみましょう。

　また、実は自分自身のケアをこのように言葉にしようとすると、簡単なことなのに言葉にできない場合があります。「よく観察してください」と

伝えても、相手は何を観察すればいいかわかりません。「眉間にしわが寄っているなど、不快な表情ではないかよく観察してください」などの方が伝わりやすいでしょう。また「ゆっくり話してください」と伝えても、どれくらいのスピードがゆっくりなのか伝わりません。「自分が話した後に、認知症の人の返事が返るのを待ってください」などと、手順を示した方がいいかも知れません。このように自分のケアをわかりやすく伝えるためには工夫が必要であり、伝える技術は、実は繰り返し練習が必要な高度な技術です。スタッフが自身のケアの力量を高めないといけないのと同じように、先輩・上司である自分も教える技術を高めなければなりません。何事も相手のせいにしてしまうと問題が解決しません。自分に何ができるかを考えた方が建設的です。

■夕食を出して「いらない」と言われたときにどうするか

上司である私のメモ	新人スタッフのメモ
☐ <u>体調が悪くないか尋ねる</u>	☐ 体調が悪くないか尋ねる
☐ 不安や不快がないか尋ねる	
☐ 量を減らしたり、形態を変える（おにぎりにするなど）こともできることを伝えてみる	
☐ 食事をしたくなったら、声をかけてほしいことを伝えて、一旦<u>食事を下げる</u>	☐ 本人の希望なので、<u>食事を下げる</u>
☐ 体調不良や不安・不快について、表情を見てみる	
☐ 昼食の摂取量を確認する	
☐ 昼食時やその後の様子についてスタッフで情報共有する	
☐ 昼食以降何を食べたかを確認する	
☐ 嫌いな料理・食材がなかったか確認する	
☐ 排泄の状況を確認する	
☐ その後の様子を注意してみてみる	
⋮	

from Hasegawa

人は生きている限り尊い存在です。人としてこの世に生まれたこと自体が奇蹟なのです。何億という人たちの中で誰もほかの人はもっていないユニークな自分史を抱えています。ここに人の尊厳性があるのです。

41 スタッフが教えたことしかできません

●●● 原因を考えてみましょう

　認知症の人のケアは個別ケアですので、ある人に効果的であったケアが別の人にも有効であるかどうかはわかりません。例えば、「家に帰りたい」と言っていた認知症の人の話を否定せずに、グループホームの周りを１周すると落ち着いて夕食を食べられたというケースがあったとして、それをほかの人に応用しようとしてグループホームを１周しても、「うちはここじゃない」と言われる場合もあります。あるいは、先の１周すると落ち着いたケースであっても、繰り返していると「どうせその辺を回るだけなんでしょ」などと認知症の人に指摘される場合もあります。さらに、経験を蓄積することで却って見逃してしまう例としては、例えば悪性腫瘍によって生じている問題に気づかずに病気が進行することもあります。このように個々に合わせた知識を応用していくためには、知識と経験をもとにした「考える力」が必要になります。考える力を高めるための働きかけを身につけることによって、意識的にスタッフの力量を高める視点が生まれるはずです。

●●● ケアのコツ

　考える力を高める働きかけとしてはコーチングがあります。コーチングでは「傾聴」「質問」「承認」というステップを繰り返すことで、自分自身のケアを振り返ったり、対応を検討したりします。グループホームを１周したら落ち着いたというケースであれば、そのような報告を傾聴した後に「どうして１周すると落ち着いたのでしょうね」などと質問します。そうするとスタッフは認知症の人が落ち着いた理由を考えます。「とりあえず話を聞いてもらえたということがよかったのかも知れません」などと回答があれば、「なるほど

そのような理由もあるかも知れませんね」と回答を認めます。そうすると、グループホームを1周することではなくて訴えをしっかり聞いたということがよかったという整理ができます。また、「そもそもどうして帰りたくなったのでしょうか」などといった質問をすれば、「問題が解決すればいいのではなくて、そもそもどうして混乱したかを考えなければならない」というスタッフの気づきにつながるかも知れません。質問を通して考え方を学ぶ機会をつくっていくことが有効でしょう。

> **寄り添う視点**　**コーチングの対象**
>
> 　コーチングの対象になるのは原則として、依存状態の新人スタッフではなく、一定の知識と経験を有した半自立状態のスタッフであると言われています。コーチングは使う相手を選ばなければ、スタッフを追い込むことにもなります。

42 医師に相談に行ったところ、「診断に口出しするな」と厳しく指導されました。どうしてですか

●●● 原因を考えてみましょう

　多職種連携においては、相手の専門性を重んじることが大切なことの1つです。例えば、アルツハイマー型認知症と診断されているA氏から、いないはずなのに「子どもがドアの脇に立っている」など幻視と思われる発言が多くみられ、「夜中に激しく手足をばたつかせていた」とします。両方ともレビー小体型認知症にみられる症状です。このようなときに、医師に対し「AさんはレビーJ小体型認知症と思われるので診断してほしい」と依頼すると、医師には、自分の専門性であるはずの「診断」に口出しされているように捉えられる場合があります。「レビー小体型認知症」かどうかを判断するのは医師の役割なのです。

●●● ケアのコツ

　診断は医師の専門性であるという前提で、「起こっている事実をそのまま伝える」などの最低限の配慮が必要になります。今回の場合であれば、「レビー小体型認知症と思われる」ではなく、「子どもがドアの脇に立っている」など幻視と思われる発言が多くみられ、「夜中に激しく手足をばたつかせていた」という事実をそのまま伝えることが求められます。

　同じ理由で「薬を変えてください」「薬を処方してください」といったやりとりも（特に気にしない医師もいますが）好まれないでしょう。また医師は限られた時間を効果的・効率的に使うことを意識しています。多くの介護職員が限られた時間の中でいかにいいケアをするかに尽力しているのと同じです。そういった意味では、連携する時間をいかに節約するかということがお互いに重要でしょう。病状について説明する場合には、診療にかかわる情報を簡単

にまとめた A4 サイズ 1 枚の資料を準備して事前に(相手の好みによっては診療時に)渡すと診療時間が有効に使えます。行政や医師会などで連携シートをつくっている場合もありますので、あればそれを使いましょう。

> **寄り添う視点　連携でも相手を知ることが基本**
>
> 　多職種連携もケアと同じで、相手が大切にしていることを知ることが基本です。つきあいにくいといった自分の視点を破り、相手は何を大切にしているのか、何を深いと感じるかを考えて連携の工夫をしていく必要があります。

Essay　"僕にはメロディーがない"

　私には精神科医として1人の忘れられない患者さんとの出遭いがあった。彼は53歳のキリスト教牧師で職を辞されて故郷に帰ると言われた奥様に、専門医への紹介状を差し上げることしかできなかった。その後、病気の進行につれて徘徊や攻撃的な行動が続いたが、数年後に逝去された後に生前に書かれた走り書きの詩が残されていた。"あの美しい心の高鳴りはもう永遠に与えられないのだろうか。いろんなメロディーがごっちゃになって気が狂いそうだ。苦しい。頭が痛い。"で終わる詩である。これを拝読した私は言葉を失った。

　私たちが長い人生を旅していると、自分の大切なものを失うことがある。例えば、財産や職を失ったり、あるいは配偶者や家族と死別するなどの喪失体験である。ところが認知症の人がもつ喪失体験は自分の所有するものではなくて、例えば、体験や知識を思い出す能力、そして判断能力など、まさに自分自身の一部そのものなのである。

　認知症ケアの新しい流れが起こっているが、認知症の人がもつ不安や痛みを理解する心がケアする側には第一に大切であることを強調したい。

　　　　　　　　　　　　　　　　　　　　　　　　T. Hasegawa

43 スタッフ同士で目指しているものにズレがあるようです。カンファレンスもスムーズに進みません

●●● 原因を考えてみましょう

連携においては、まず理念が大切になります。その組織、チームではどのようなケアや認知症の人の状態を目指しているのか、目指す方向を明文化しておくと、チームが混乱したときに役に立ちます。また、そのうえでサービス担当者会議やケースカンファレンスが重要になります。このような会議では、事実情報をもとにして、論理的に議論を進めることが大切です。認知症の人の支援においては、認知症の人の意思が明確に理解できない場合が多いからこそ職種間の意見がぶつかり合い、有効な支援方法を話し合うために行われるはずのカンファレンスが、いつの間にか自分の意見・主張を通すことが目的となる場合があります。

●●● ケアのコツ

多くの場合、理念として共有できるのは、「認知症の人本位のケアをする」ということでしょう。いずれにせよ、明文化して共有するというステップは不可欠です。カンファレンスでは、多職種の意見を出したうえで、意見の良いところをうまく統合します。例えば、医療の観点からは、「糖尿病なので高血糖のものは無理にでも食べさせない」ということが主張され、介護の観点からは、「高血糖のものを食べないように無理強いして信頼関係が壊されると、今後有効な支援ができない」ということが主張されたとしましょう。このような場合、議論は平行線になりがちですが、「無理強いしない」ことは重要ですし、「高血糖のものを食べ過ぎるとよくない」ことも重要です。そうであるならば、「高血糖のものを大量に食べないように促す方法はないか」という観点から、議論を進めることができます。理念をもとにして、多様な意見

の良いとこどりをするためには司会役の力量が重要です。スキルアップが必要ですので、毎回とはいかなくてもスーパーバイザー役を立てて、議論の内容よりもむしろ、理念からズレていないか、意見の良いとこどりができているか、チェックできると効果的です。

寄り添う視点　意見の良い点を書き出す

意見が食い違うときはそれぞれの意見の良い点を出すことを意識すると議論が整理しやすくなります。それぞれの意見の良い点を箇条書きにすることをお勧めします。

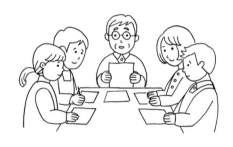

和文索引

あ
アルツハイマー型認知症……………101
悪性の社会心理………………53

い
インフォーマル・サポート…………72
医学モデル………………80
意味記憶………………20, 21

え
エピソード記憶………………20, 21
　――の障害………………43, 62
遠隔記憶………………20

か
回想記憶………………20, 21
観念運動失行………………68, 70
観念失行………………68, 70
鑑別診断………………78

き
記憶障害………………6, 18, 64, 67
虐待………………94, 95
近時記憶………………5, 20

く
クーリングオフ………………74

け
ケースカンファレンス…………103
血管性認知症………………81
見当識障害………………6, 25
幻視………………77
言語障害………………6

こ
コーチング………………99, 100
誤認………………77
構成失行………………69, 70

さ
サービス担当者会議………………103

し
市民後見人………………74
肢節運動失行………………69, 70
視覚失認………………17

視空間失認………………17, 22
持続性注意………………23
時間の見当識障害………………25, 26
失語………………6, 39, 57
失認………………6, 15, 16, 31
失行………………6, 68, 69
実行機能障害………………6, 64, 66, 68
社会モデル………………80
手段的日常生活動作………………76
準言語コミュニケーション………23
身体拘束………………92
人物の見当識障害
　………………18, 25, 26, 31, 38, 48, 73

す
ストレングス・アプローチ………46

せ
せん妄………………15, 16, 37, 55
生活機能………………84
生活障害………………8, 11, 12
生活リズム………………37, 56
選択性注意………………23
前頭側頭型認知症………75, 79, 80, 81, 82

そ
相貌失認………………17, 31, 38
即時記憶………………20
存在承認………………50

た
短期記憶………………20
　――障害………7, 10, 11, 22, 47, 49, 71, 73

ち
地域包括支援センター………72, 74, 94
地誌的失見当………………16, 17
中核症状………………6, 8, 10, 11
注意機能障害………………6, 22, 67
陳述記憶………………20, 21

て
手続き記憶………………20, 21
展望記憶………………20, 21
　――の障害………………18

と
トム・キットウッド………………2, 48

に

日常生活自立支援事業…………………74
日常生活動作………………………………41
認知症カフェ………………………………74
認知症ケアパス……………………………74
認知症サポーターキャラバン……………72
認知症サポーター養成講座………………86
認知症の行動・心理症状
　………………10,11,14,44,58,76,92,96

は

パーソンセンタード ケア
　………………………………2,53,60,86,91
場所の見当識障害………………18,25,26,31
半側空間無視………………………………16,17

ひ

非言語コミュニケーション………………23
非陳述記憶………………………………20,21

ふ

分配性注意…………………………………23

ほ

ポジティブ・パーソン・ワーク…………60

も

問題の外在化………………………………82

れ

レビー小体型認知症……………………77,101

欧文索引

A

ADL (activity of daily living) …………41

B

BPSD (behavioral psychological symptoms of dementia)
　………………10,11,14,44,58,76,92,96

I

IADL (instrumental activity of daily living)………………………………………76

みんなで学ぼう その人を中心にした認知症ケア
ISBN978-4-907095-33-8 C3047

平成28年5月8日　第1版発　行
平成28年9月20日　第1版第2刷

著　者	──	長　谷　川　和　夫
		中　村　考　一
発行者	──	山　本　美　惠　子
印刷所	──	三　報　社　印　刷 株式会社
発行所	──	株式会社 ぱーそん書房

〒 101-0062 東京都千代田区神田駿河台2-4-4 (5F)
電話(03) 5283-7009 (代表) /Fax(03) 5283-7010

Printed in Japan　　Ⓒ HASEGAWA Kazuo, NAKAMURA Koichi, 2016

・本書の複製権・翻訳権・上映権・譲渡権・公衆送信権（送信可能化権を含む）は
　株式会社ぱーそん書房が保有します。

JCOPY <（社）出版者著作権管理機構　委託出版物>
本書の無断複写は著作権法上での例外を除き禁じられています．複写される場
合には，その都度事前に（社）出版者著作権管理機構（電話03-3513-6969, FAX
03-3513-6979, e-mail : info@jcopy.or.jp）の許諾を得て下さい．